ちくま新書

解離性障害——「うしろに誰かいる」の精神病理

柴山雅俊
Shibayama Masatoshi

677

解離性障害——「うしろに誰かいる」の精神病理【目次】

まえがき

米国の診断基準からヒステリーという言葉が消えたのが一九八〇年であり、ヒステリーという診断名は今日ほとんど用いられない。この圧倒的に女性に多いヒステリーという診断名は、語源的に子宮（hystera）からきていることから女性蔑視と結びついたり、「理性を失った病的興奮」など差別的意味合いなどを含みすぎたりするため、現在ではふさわしくないとして用いられなくなった。近年になってヒステリーという言葉は神経症とともに消え去ったのである。

従来、ヒステリーは健忘や交代人格、意識変容などの精神症状を呈する解離型ヒステリーと、歩けないとか声が出ないなど神経学的には説明不能な身体症状を呈する転換型ヒステリー、それに派手で挑発的、扇情的、人目につきたい、注目を浴びたい欲求、空想的であるなどといったヒステリー性格を含んだ幅広い概念であった。

現在の米国の診断基準では、解離型ヒステリーは解離性障害、転換型ヒステリーは転換性障害、ヒステリー性格は演技性パーソナリティ障害と名前が変更されている。本書では、解離型と転換型ヒステリーを総称するときや、歴史的意味合いをこめるときには適宜ヒステリーという言葉を用いる。派手で目立ちたがりであるといったヒステリー性格は現代の解離では目立たず、むしろ別な印象を私は持っているので、本書ではとりあげない。

ヒステリーという言葉はこのように歴史的には過去のものとなったが、解離という言葉は若い人の間ではずいぶん知られている。インターネットには解離や多重人格のサイトがあふれている。私の患者でも多くの人がインターネット上で日記を公開している。

私自身の経験によれば、一九九〇年代前半、解離性障害の入院患者は毎年一、二%程度だったのが、一九九〇年代後半には五~八%にまで達した。私が勤務していたのは精神科の患者が内科の患者と同室に入院する形態をとっている開放的な総合病院であったため、精神科単科の病院とは大きく異なっている。この割合はむしろ外来中心のクリニックの実情に近いのではないかと思う。いや、都心の外来クリニックではいまや一〇%を超えているのかもしれない。現実に向き合うことを避けるようになったのか、ヴァーチャルな世界に魅かれる風潮なのか、いずれにしろ我が国で九〇年代半ばから解離の病態が目立つようになってきたのは確かだろう。

一九八九年には連続幼女誘拐殺人事件の犯人が逮捕され、彼は精神鑑定で解離症状が指摘されている。九二年には多重人格で有名なダニエル・キイスの『24人のビリー・ミリガン』が出版され、一〇〇万部のベストセラーになった。心的外傷と解離性障害との密接な関係はいまや常識であるが、外傷後ストレス障害（PTSD）との関連が取り沙汰される阪神・淡路大震災や地下鉄サリン事件が起こったのは一九九五年である。この年には精神科医の岡野憲一郎による『外傷性精神障害』（岩崎学術出版社）が出版された。この本は著者のアメリカでの臨床経験をもとに書かれた良書であり、出版は絶妙なタイミングであった。

一九九八年頃から、私が勤務していた病院でも解離性障害者が多く入院するようになり、衝動的な自傷行為や自殺企図の頻度が増加した。九八年といえば、日本の年間自殺者数が三万人を超え、また完全失業率が三％台から四％台まで一気に増加した年である。若者が社会的な居場所を獲得しにくい時代状況が、解離の増加と関連しているのかもしれない。またこの年は警察庁が第三次覚せい剤乱用期を宣言した年でもあり、未成年者、中・高校生の薬物乱用の急激な増加が指摘されている。また「キレる」という言葉が流行したのもこの年である。またこの年から、児童虐待相談件数が急に増加している。これらはどこかでつながっているのであろう。

近年になって精神科の臨床場面でも解離が多くみられるようになったことは一般的な精神科医の実感であろう。しかし解離性障害の診断の過剰な拡大化にも注意しなくてはならない。解離は健常人から病気の水準まで関連する幅広い概念である。

授業でも多くの学生が「私にもそういう経験がある。解離かもしれない」と感想を述べるが、解離性障害の診断のためにはやはり専門家の診察が必要である。少なくとも解離性障害の診断のためには、解離症状のために顕著な苦悩がみられたり、社会的に支障が生じたりすることが必要とされる。簡単な診断基準をみて解離を診断してはいけない。解離の診断のためには多くの経験が必要であり、本やネットの記載から速断することは危険であり、かならず精神科の医師に相談していただきたい。

本書が従来の解離の解説書と異なった特色をもつとすれば、解離の世界を主観的な視点から、つまり患者自身の視点から彼女たち（彼ら）の体験世界を具体的に描き出したことである。今までヒステリーや解離は観察者の視点から描かれることは多かったが、実際に解離の人々がどのような世界にいて、どのような体験をしているのかについての記載は少なかった。私は本書で、彼女たち（彼ら）がどのような体験をもち、どのような感じ方をしているのかについて描き出したいと思っている。

また従来、解離といえば健忘や多重人格ばかりがとりあげられることが多かったが、本書ではこれら古典的でまれな病態ではなく、従来あまり注目されてこなかったが比較的多くみられる病態や症候に焦点をあてた。

本書は一般向けではあるが、私自身の気持ちとしては解離の病態に苦しんでいる人たちに向けて書いたつもりである。自分の病気について知ることはなによりも大事である。多重人格の小説を読むより、ぜひ本書をお読みいただきたい。表現はところどころむずかしいところもあるかもしれない。しかし、心の病理はそんなに簡単には記載できない。ゆっくりでも、本書を最後まで読んでいただければ、必ずや得るところがあると思う。さらに患者を支える家族、友人、恋人にぜひ読んでほしいと思っている。

彼女たち（彼ら）に有益な情報と回復への希望を、少しでも与えることができればと願っている。

第一章 解離性障害とはどういうものか

ここで提示するケースは、初診時に統合失調症が疑われたが、治療過程で解離性障害であることがしだいにはっきりしていった症例である。患者の周りの異性が解離の経過にいかに大きな影響を与えているかがよくわかる症例である。もちろんプライバシーに配慮して、論旨に差し支えない範囲で病歴を改変してある。

†症例エミ

病院の外来に初診で現れたエミは、父親が同伴していたせいか、二十五歳のわりにはどことなく幼い印象があった。化粧はまったくしておらず、服装もとても現代風とはいいがたかったが、全体的に清潔感はただよっていた。表情はやや乏しく、不安と困惑感が伝わってくる。言葉少なめな喋り方には、どこか甘えたい欲求が感じられた。

エミは幼少時からおとなしくて人見知りが激しく、手のかかる子どもだった。父親は自営業を営み、両親の仲はよかった。小学校時代から中学まではいじめられることが多かった。そのために母親が学校に出向くこともあった。しかし、エミはいじめのことはあまり憶えておらず、他人事のようにそのことを振り返る。高校時代は、仲間外れになるのが怖いからと、友人は作らないようにしていた。嫌な思い出しかなかったと振り返る。

二十二歳のときにバイト先での苦情の電話に悩まされ、体調を悪くし、「職場の皆に嫌われている。人が怖い」と職場を避けるようになった。しかし、それは一時的であった。二十五歳、職場異動が決まった頃から体重が三五kgまで減少し、生理も止まってしまった。そのため私の精神科外来を父親と一緒に受診した。

†愛されるために

解離性障害の人は、幼少時からおとなしく自己主張しないことが多い。下に弟や病気がちなきょうだいがいるときなど、自分を抑えて聞き分けがいい子であると親の目には映る。しかし、愛されたい気持ちは同じである。治療経過のなかで、彼女らがふと漏らす幼少時に根ざした嫉妬感情にそれをみることができよう。しかしたいていの場合、彼女らはそれを表面に出すことはない。このあたりは摂食障害の病前性格に似ている。

エミにも摂食障害に似た部分はあった。明らかに太ることを気にして、食事を制限していた。解離性障害も摂食障害も共通して、外部との関係の齟齬を、外部に直接働きかけることによって変えようとするのではなく、身体、意識、自己同一性など自らを変容させることによって修復しようとする。一般に解離性障害の患者に食行動の異常、とりわけ過食症状がみられることは多い。

ただエミはどちらかというと、おとなしく人見知りする性格であり、摂食障害のように空虚感を抱え込み、それを打ち消そうとするまでには至らない。多くの摂食障害にみられる強力性や頑固さはエミにはみられず、親に対する依存の道は閉ざされていなかったし、またそれがこじれてもいなかった。治療者の私に対する態度からもそのように思われた。

†体感異常（セネストパチー）

診察室で緊張しながら、エミは「去年から頭の中に熱い固まりがいっぱいあって、それが膨らんだり縮んだりする。熱い固まりがいっぱいになると、人の話を聞いても何をいっているのかわからなくなる。固まりは小石を転がすみたいに動く」と話し始めた。

そして「昨日から女の友だちが遊びに来ている。苦しまなくても楽しいところへ遊びに行こうといって、頭の中でいろいろ話しかけてくる」など幻聴があることを私に訴えた。

私は診察の結果、統合失調症をまず疑った。孤独な雰囲気と表情の乏しさがみられ、さらになによりも体感異常（セネストパチー）と幻聴があったからである。これらは統合失調症圏の疾患によくみられる症候である。ただ幻聴は「想像上の友人」の声といったニュアンスがあり、統合失調症にみられる幻聴としては典型的ではなかった。しかし、それだけで統合失調症を否定することはできなかった。

青年期に体感異常を訴えることは多い。体感異常とは身体の内部に奇妙な異物感や空洞感、流動感、圧迫感などを感じる精神の病である。青年期の体感異常は頭部が多く、「考えが集中できない。人が言っていることが把握できない」などの思考不全感を訴えることが多い。中年期には腹部や脊椎周辺などの体幹部、老年期になると下腹部や性器周辺、さらには四肢の皮膚が多い印象がある。この体感異常は統合失調症圏のみならず、うつ病圏、パラノイア圏など広い範囲でみられる病態である。

外来受診には両親が同伴することが多かった。エミは薬物治療により速やかに安定し、しばらく落ち着いた状態が続いた。

†症状の悪化

しかし数カ月後に睡眠薬を大量服用し、入院するに至った。彼女は「寝ようと思って布団に入ったが、気がついたら病院にいた」と振り返る。入院中は安定していたため、すぐに退院した。退院後の経過は良好であり、しばらくしてから外来治療は中断した。

約一年後にふたたび外来を受診したとき、エミの症状はさらに進展していた。以前の体感異常に加え、「家の中に一人でいるとき、いろんなところから見られている感じがする。カーテンの隙間を開けておくと、そこに誰かが立っている気配がするので、急いで閉める」（被注察感、気配過敏症状）、「人が大勢いるところは人が漠然と怖い。人が迫ってくる感じがする」（対人過敏症状）、「仕事をしていても自分が何をしているのかわからなくなる。知らないうちに違うところにいる。買った記憶がないのにいろいろな物を持っていたこともある」（健忘）、「女の子が部屋に遊びに来る。二十歳くらいの女の子が話をしてくる。服の話とかして楽しい。気分が沈んでくると別の十二歳くらいの女の子の声で、一緒に死のう、向こうにいけば楽になるよ、と耳元で聞こえる。頭の中から声がして対話する。どこかへ出かけようと私を誘ったり、アドバイスもしてくれたりする。普段人と話すのと同じような感じです」（幻聴）、「頭の中に自殺した自分の死体が浮かんできて消えない。首を吊った死体と手首を切った死体、それと飛び降りをした死体が、順繰りに頭の中に、鮮明で色付きで見えるように自然に浮かんでくる」（表象幻視）という。お菓子や冷蔵庫のなかのものを食べて体重計に乗り、体重の増加を気にしていることもみられた。

エミは少し甘えた口調で喋ることが多かったが、急にしっかりした喋り方になることがあった。私はそのことがどうしてなのか気にはなっていた。症状の全体から解離性障害の可能性があると思われたが、エミはおとなしい性格で、やや硬く無表情な印象があること、体感異常が苦悩の大きな部分を占めていたことなどから、統合失調症の可能性を否定することはできなかった。当時の私は解離性障害に体感異常がみられたケースは一例も経験していなかった（むしろ気づいていなかった）し、文献でもそのような報告は目にしたことがなかった。

その後の経過はよいとはいえなかった。面接ではさらに、「階段のところに女の子が座っているのが見える。服装の柄や色、顔もはっきりと見える」（外界出現型幻視）、「頭の中にいろんなことがガーッといっぱい入ってきて頭がぐちゃぐちゃになる。自分で何をしているのかがわからなくなってしまう。三十分から一時間続いてからようやく治る」（思考促迫〜自生思考）、「病気になってから、それまではあった幼少時から中学校までの記憶がなくなってしまった」（幼少時健忘）、「夢と現実がときどきまざっている。何かをしていたはずなのに、それが夢なのか現実にしていたことなのかわからなくなる」（離人症状）などが語られた。

入院すると状態は安定するが、退院するとすぐに不安定になってしまい、「どういうわけか死にたくなってしまう」という。気がついたら包丁を手首にあてていたり、自分の腹を刺そうとしていたりすることもあった。大量服薬と自殺念慮のため入院は五回に及んだ。大量服薬のときはきまってその記憶はなかった。家族は疲れ切っていた。抗うつ薬も抗精神病薬も気分安定剤も持続的な効果をもたらすことはなかった。

†エミの結婚

二十七歳のとき、エミはある男性から結婚を申し込まれた。うれしそうな表情で「結婚します」と外来で報告したエミの表情はいまでも覚えている。彼にも彼女の病気の説明をした。その半年後には結婚式を挙げた。夫は誠実そうな男性であり、私はこれでやっと彼女も安定するだろうとほっとした。

しかし、結局は六回目の入院になってしまった。入院してしばらくたったある日、彼女の男友達のZ氏から「いま彼女から、手首を切ってこれから死ぬ、とメールがあった。どうしたらいいでしょうか」と電話連絡があった。病棟でさっそく本人にそのことについて尋ねると、「え、そうですか。そんなこと知りませんよ」とケロッとしている。その翌日にはがらりと異なり、「夫と離婚して、Zさんと一緒になりたい」と沈鬱な表情で訴えた。その後、病室でこっそり手首を切った。当時は、「カーテンの向こうから誰かわからないけど見られている感じがする」(被注察感)、「夜、寝ているときに横に誰かがいるように感じる。黒い影だと思う」(気配過敏症状)などと語っていた。

ある日、面接で「実は、Zさんのことが好きだったんです。でも今後は、離婚しないで夫と一緒にやっていこうと思っている」という。しかし、翌日にはふたたび沈鬱な表情で「夫と離婚してZさんと一緒になりたい」と態度をがらりと変える。そのまた翌日には、「夫とは離婚する気はないですよ。ずっとそうでしたよ。Zさんと結婚したいということはないですよ」とケロリとしている。そのように語るエミの表情からは、何かに悩んでいるといった葛藤はまったく伝わらなかった。私は少なからず驚いた。そして、いつもの甘え口調が急にしっかりした喋り方になったことについても合点がいった。

†葛藤と解離

結婚前から交際していた男性との関係をとるか、夫との関係を維持するかといった、本来存在すべき葛藤は葛藤として成立せず、ふたつに解離してしまっていた。葛藤とはconflictの訳であり、ふたつの思いが対立し、摩擦をおこすことである。解離のように、思いがパックリとふたつに割れてしまっては摩擦もおこしようがない。

またエミは、ストレスや葛藤は外的現実に働きかけることによってではなく、自分を解離させることによって処理していた。結婚を決めるに際しても、葛藤に悩むことなく、人格の解離の中で話が進んだのであろう。

体感異常は持続していたが、この時点で統合失調症はきっぱりと否定され、私はエミを解離性障害と診断した。長い目で見れば解離ではなく統合失調症であったという可能性は否定しきれないが、はっきりといえることは統合失調症の治療では彼女の安定は望めないだろうということだった。

私はエミによってはじめて解離にセネストパチーが現れうることを学んだ。以来、臨床でそのことについて確かめてみたが、意外に頻度が多いことがわかった。

ようやく状態が安定し、エミは退院した。退院後しばらくして、夫は「自分を頼って甘えてくる態度が目立つようになった。完全にZさんのことを忘れられたようだ」と言った。しかし、今までの治療経過を知る私は楽観的にはなれなかった。その後しばらくしてエミの状態は不安定になり始めた。

†子どもを産みたい

そんなある日の外来面接で、エミは夫とともに「子どもを作りたい」と希望を述べた。私はエミ夫婦の希望を受け入れ、服薬はすべて中止することにした。もちろん、妊娠中の服薬が胎児に及ぼす危険性を考慮してのことであった。

当時、私はそれほど自信をもって服薬中止に同意したわけではなかった。結果的に再発し、以前よりも多くの服薬が必要になる危険性は否定できなかった。そのことについて、エミ夫婦には説明した。しかし、最近では私が解離と診断した症例が自ら服薬中止を望んだ場合には、大抵ためらわず中止に同意する。リスクがわかっていながらする患者の決意に、私は解離治療の好機があると思う。

二カ月後にエミは妊娠した。その頃から一日に五回から六回、スイッチが切り替わるように、何かに怯え、呼吸を荒くして、夫にしがみついてくることがみられるようになった。そんなとき表情はどこかぼんやりとして、頭をかき混ぜられている感じがするという。

薬物をすべて中止した今となっては、精神療法でなんとかするしかない。私はエミの苦悩の全体を知る必要があると感じ、一歩踏み出す必要性があると思った。

そして、外来面接で苦悩する人格を催眠によって呼び出すことにした。すると二人の子ども人格が出現した。ひとりは、隣の家の女の子にいじめられた十歳の女の子であり、もうひとりは同僚の女性にいじめられ、職場で苦情電話に苦しめられた二十歳の女性であった。彼女らはおのおの涙を流しながら、自分の辛さをしみじみと語った。攻撃的人格は出現しなかった。

しばらく彼女たちの話を聴いて催眠を終了した。催眠中は深刻で辛そうだったエミの表情は、覚醒するとともにがらりと変わり、治療者を見てニコッと笑う。頰につたう自分の涙に気がつき、キョトンとした表情をする。

†夫の前で子どもになる

エミの葛藤は性愛的対象に関するものだった。解離性障害の患者の家庭は、両親の不仲や虐待・暴力のために緊張が強く、緊張感を強いられる場であることが多い。そのために患者たちはそこから救われようと、家族の外に救済者としての性愛的対象を求めるのだが、そこでも傷つくことが多い。

しかし、エミの場合はそうではなかった。いじめのために家族の外で安心できる居場所を形成することができなかったが、家族は少なくとも愛着的対象関係を形成できる場所であった。夫の人柄と決意から考えて、愛着的対象関係を夫との間で形成することは可能であり、回復の可能性は高いと判断された。また破壊的人格が存在しない可能性も高く、その点でも問題は少ないと考えられた。

私は子ども人格の出現とそれへの対応が可能な「時間・空間的枠付け」をするために、あえてエミと夫に対して、夜になると夫の前で子ども人格が現れる可能性があること、その際にエミの愛着欲求を満足させることがのちに大きく実を結ぶだろうことを説明した。

それはたんなる予想ではなく、枠組みをあえてこちらから設定し、退行的関係を暗示・指示したというのが正直なところである。ある種のこちら側の操作でもあるが、無理なことではなかったと思う。

その夜、帰宅してさっそく彼女に子ども人格が出現した。しばらく落ち着かない状態であったが、最終的には母親と電話で話をして眠りについた。以来、毎晩、夫の前で子ども人格が出現するようになった。夫が「出てきていいよ」というと五歳の女の子が出てくる。その子は夫のことは知らない様子だったが、主治医の記憶はある様子だった。夫が「自分は主治医の知り合いだ」というと、どういうわけか甘えてくる。

母親と電話で話したときには「弟に愛情をとられる」といって泣くため、母親が「あなたのことが一番好きだ」と応えるとエミは涙を流した。子ども人格になると主治医や幼馴染みの男の子に会いたがる。その都度、母親と電話で話したり、夫に相手をしてもらったりして寝つくことが繰り返された。

一時的に夫が「意識をしっかりもって」と諌めて子ども人格を出現させないようにしたことがあったが、頭をかきまぜられるなどの症状が強くなったため、すぐにやめた。

患者が「おかあしゃん、いないの。どうしたの。いつもいないね」というのを聞いて、母親はちょうどエミが五歳の頃のときと同じような喋り方をするといって、不思議がった。

ときどき「頭の中がぐるぐるして我慢できない」と布団に横になるが、一分間布団の上を転げ回って苦しんで、三分間くらい落ち着くことを繰り返すこともみられた。

服薬中止後三カ月たった頃には、三日に一度くらいの頻度でうなされたような状態になるが、夫が手を触れると安心しておとなしくなる。それなりに安定した状態を保っていた。それまでは母親や主治医、幼い頃の男友達が話にのぼることが多かったが、しだいに夫との関係に収束していった。

†解離からの回復

服薬を中止して七カ月たった頃には、寝入りばなに天井を指差して何かがいると怖がって、夫にしがみつくことがみられた。夫が「大丈夫」というと、やはりぐっすりと眠る。夫が出張に行く話をしていると嫌がって、そのうちに玄関の方を指差して「おうちに帰らなきゃ」といって家を出て行ってしまうこともあった。面接では、これらの行動に対しての解釈などは一切せず、夫と患者を支持し続けた。

薄皮をはがすように症状はなくなってゆき、無事に出産することができた。その後はときに「斜め後ろに誰かがいる気配がしていた」（気配過敏症状）や「自分の姿を後から見ていた」（自己像視）、「掃除機をかけているときに人影が窓のところにいる」とか「襖の辺りに人影がいて、それがすっといなくなる」(人影幻視)などと訴えることはあったが、生活全般は落ち着いていていた。

出産後数年経っているが、その後の経過は解離症状もなく、きわめて良好である。第二子も誕生した。数カ月に一度、夫と子どもとともに外来へやってくるが、以前のような乏しい表情はみられず、元気な毎日を過ごしている。

†症例の概要

この症例は、体感異常と幻聴を主訴として来院した解離性障害(「特定不能の解離性障害」)の患者であるが、当初は統合失調症が疑われた。しかし、入院を繰り返す経過の中でしだいに解離が目立ってきたため、本人と夫の希望もあり、思い切って薬物を中止し、夫との愛着関係をへて、回復に至った症例である。

もちろんすべての症例がこのようにうまくいくとは限らない。解離に焦点をあてた治療が比較的すみやかに経過した要因として、患者の生育歴にいじめの既往はあったが、家庭内に問題が少なかったこと、両親や夫など患者を支える家族が治療に協力的であったこと、多彩な症状がみられたが中核は「想像上の友人」の幻聴と子ども人格の出現など退行的要素が目立ち、自己破壊的で衝動的要素があまり前景にはなかったこと、さらには病気を治して出産したいという エミと夫の決意がはっきりしていたことなどがあげられよう。そして、なによりも治療関係が安定していた。エミとの治療関係は一貫して、穏やかな依存関係が特徴的であった。

†男性同伴

この症例エミのように、患者に男性が外来診察に付き添ってくることは解離のケースでは多い。かつてパーソナリティ障害では彼氏が外来に同伴することはほとんどなかったが、最近の解離患者の多くは男性同伴で外来にやってくる。パーソナリティ障害の患者よりも、解離患者は男性にとってどこか魅力的に映るのであろうか。

私は同伴する男性の人柄を参考にして治療方針を立てる。その男性が安定した精神の持ち主であり、その患者さんを支えようとか、治そうという気持ちが認められれば、できるかぎり彼に治療への協力をお願いすることにしている。解離のケースではこのような男性の存在の意義は大きいと思う。

もちろん付き添いの男性に問題があることもある。その際には彼らが患者に及ぼす影響に注意を払うべきである。たとえば、交代人格の同定に情熱を注ぎ込んでいるケースや克明に患者の状態を記録しているケースがある。そのような場合、もう少しあっさりと距離をもって患者の人格状態と付き合うことをアドバイスする。また陰で主治医と反対の意見を患者にさまざまに述べたて、それが主治医との面接でまったく表面にでてこないことがある。いわば、男性側の隠された嫉妬あるいは競争心が明らかなケースである。面接でそれが直接的にとりあげられれば治療が進展するよい転機となるが、潜行する場合には多大な混乱をもたらすことになりかねない。

現代はインターネットを通じて多くの人が病気についての知識を得ることができるが、そのことがかえってこのような事態を生じさせる背景になっている。インターネットの情報はあくまで参考程度にしたい。自分こそ患者の状態をよく理解していると自負し、初診から専門用語をならべたてる男性同伴者もいる。このようなケースでは、治療者は同伴する男性に対する自らの逆転移に注意しながら、患者への関わりについてのアドバイスを地道に続ける必要がある。

†解離とは何か

米国の診断基準では解離性障害を「意識、記憶、同一性、または周囲の知覚についての、通常は統合されている機能の破綻」と定義し、解離性健忘、解離性遁走、離人症性障害、解離性同一性障害など代表的な解離性障害と、それらに特定できない「特定不能の解離性障害」に分類している。

「意識、記憶、同一性、または周囲の知覚についての、通常は統合されている機能の破綻」、これを頭に描くことはむずかしいのではないだろうか。「統合されている機能」とは広い意味での「意識」と呼ぶことができるかもしれない。ならば解離は「意識の破綻」つまり意識変容ととらえることも可能であろうか、などといったことも頭に浮かぶ。

「統合されている機能の破綻」といっても、実際のところ、どのような症状を意味しているのかは曖昧である。さらに「統合」とは何を意味しているのかについても不明確である。

したがって、まず理論よりも解離性障害とはどのような症状をもった疾患であるかということが重要になる。なぜこういったことにこだわるかというと、解離性障害の分類では、曖昧な「特定不能の解離性障害」と診断される症例が半数以上を占めているからである。

解離性健忘、解離性遁走、離人症性障害、解離性同一性障害など、特定の解離性障害をならべてみると、これらは昔から報告されている古典的な解離の病態である。しかし、現代ではこういった古典的な症例ではなく、むしろ本書で示すような多彩な症状を呈する「特定不能の」病態の割合が多い。その点でも現代の米国の診断基準はじゅうぶんな分類とはいえないのである。

ちなみに解離性遁走とは、目的なく突然に日常生活から離れ、ある期間失踪することであり、失踪期間の記憶がないこともしばしばである。職場や家での問題を抱えていることが多い。その他の特定の解離性障害については、後述する健忘や離人、同一性の変容などを参考にされたい。

特定不能の病態は古典的な特定の解離性障害の周辺に位置する輪郭不鮮明な病態としてとらえるのが今までの考え方である。しかし、むしろ「特定不能の解離性障害」を解離性障害の中核とみなし、その特殊例として特定の解離性障害を位置づけることもできる。私は最近そのように考えている。

精神科の臨床では臨床単位の周辺が曖昧であることは多いが、まず重要なことは、直接的に本質論や定義に迫るのではなく、具体的な解離の全体像を描きだすことである。まずは、米国流の解離症状についてみてみよう。

†五つの中核的な解離症状

現代の米国の代表的な精神科医であるシュタインバーグは、解離性障害の診断には中核的な五つの解離症状が重要であるという。健忘（amnesia）、離人（depersonalization）、疎隔（derealization）、同一性混乱（identity confusion）、同一性変容（identity alteration）の五つである。これらの中核的症状の組み合わせによってさまざまな解離性障害がみられる。

健忘とは自分の経験した内容が忘却されてしまうことである。人に自分の行動を指摘されても、そのことについてまったく覚えていなかったり、実際に自分が書いた日記や書き物を見ても、それを自分が書いたという記憶がなかったりする。物がいつの間にか移動していたり、自分が買った記憶のないものが家の中にあったりする。また、知らぬ間に時間が経っていて驚くこともあれば、気がつくと見知らぬ場所にいたりする。

最近多いのは、携帯電話で誰かと話をしたり、メールを送ったりした履歴があるが、そのことについての記憶がまったくない。インターネットの掲示板に書き込みをしたが、そのことについての記憶がない。そこには自分が書きそうもない、考えられない内容を書いているらしい。極端な場合には、自分がどこの誰だかまったくわからなくなり、自分の同一性に関する記憶が一切なくなる。このような場合には「全生活史健忘」と呼ばれる。

離人とは自分自身に対する非現実的感覚である。「自分がここにいる」という実感がなく、自分自身から分離され、どこか離れたところから自分の行動を見ているという感覚である。この症状には、夢を見ている感じ、自分が体から離れて感じられ、ときに自分自身の姿が見えるという体外離脱体験、自分が大きくなったり小さくなったりするなど自己身体の歪んだ感覚、自分が自分の情動から切り離されたという感覚、自分自身の映画を見ているという印象、現実感がなくロボットのような感覚、行動している自分とそれを観察している自分に分離している感覚などが含まれる。体外離脱体験の例として、シュタインバーグは「自分が肩の上に座っているようでもあり、また背後に立って情景を見ているようでもあった」という体験をあげている。

疎隔とは周囲世界が非現実的であるという感覚である。家庭や職場にどこか馴染みがない感じがしたり、家族、親戚や友人が見知らぬ人々のように非現実的に感じられたり、周囲から疎外されたりする感じがする。不思議の国のアリスのように物体の色彩の強度や大きさが変化したり、対象の周囲にオーラが見えたり、視野が狭くなったりする。膜を通して外界を見ていると訴える患者も多い。これらは空間の歪みであるが、時間の歪みを感じるときもある。時間の進行が遅くなったり、ときには停止したりすることがある。そんな時にはフラッシュバックを伴いやすい。

シュタインバーグの述べる離人症状とは自分に関連する感覚や知覚の変容であり、疎隔症状とは外界にまつわる感覚や知覚の変容である。これら二つの症状はたいていの場合、相伴って同時にみられる。彼女のいう離人・疎隔症状は、われわれからすると広範囲であるように思われるが、解離の体験世界を具体的かつ広範囲に描き出しており、診断にとっては有用である。従来から、離人・疎隔症状は解離性障害のみならず、統合失調症や気分障害、てんかん、強迫性障害などほとんどあらゆる精神疾患にみられうるが、解離性障害では夢のような感覚を伴っていることが多い。これら健忘、離人、疎隔の三つは解離の基本症状であるといってもよい。これらが確認できなければ解離と診断することには慎重であるべきであろう。

同一性混乱とは、自らの同一性についての不確実さ、困惑、葛藤の主観的感覚である。性的同一性についての混乱もまたこの体験に含まれる。同一性について不確実さと葛藤が持続的にみられたり、同一性の完全な喪失が見られたりすることもある。

同一性変容とは、異なった同一性、あるいは異なった自我状態の現れである客観的行動によって定義される。同一性混乱が同一性の障害の主観的な内的次元とするならば、同一性変容は客観的にみられる外的次元といってよいだろう。いわゆる交代人格の出現のほかに、自分の中に子どもなどがいて自分の行動に影響を与えるとか、自発的な年齢退行がみられたりする。

†解離性障害の疫学

ここで解離性障害の疫学について簡単にふれておこう。北米の調査では一般人口における解離性障害の頻度は二、三％とされている。ヨーロッパでもほぼ同じ割合の学生にみられたという。わが国ではこのような調査は行われておらず不明である。

欧米では、精神科入院患者の一〇％前後が解離性障害と診断されている。入院患者の中での割合は病院によって大きく異なるが、私のいた都市の総合病院精神科開放病棟では五〜八％であった。わが国の単科精神病院では圧倒的に統合失調症や気分障害が多く、解離性障害の割合はさらに少ないであろう。

私自身が経験した症例を分類すると、解離性健忘は約五％、解離性遁走は一％、離人症性障害は約一〇％、解離性同一性障害は約二〇％強であり、残りの約六〇％が特定不能の解離性障害であった。女性は約八割と圧倒的に多く、平均年齢は二十代後半から三十歳くらいである。

†区画化と離隔

解離の病態を理解するための基本的な分類について述べておきたい。解離の臨床において比較的有用な概念に離隔（detachment）と区画化（compartmentalization）がある。この分類については英国の心理学者であるブラウンやホームズらの報告が参考になる。

離隔とは自己、自己身体、ないしは外界からの分離感覚によって特徴づけられる意識変容を表す言葉である。患者は「ボーッとなっている」とか、「離れている感じがする」、「夢の中にいるようだ」と表現する。「自分がここにいるとか、何かをしているという実感がない」といった離人症状、外界については「物をみてもそこにあるという実感がない」、「平面的に見える」、「膜を通して見ているようだ」などと表現される疎隔症状がある。身体面では軽度の場合には「自分のからだが自分のからだという実感がない」という体験になるが、身体からの分離感覚が著しくなると体外離脱体験を呈するようになる。

体外離脱体験において自己の姿が見えることはよくある。このような文脈からすれば自己像視も離隔に含めることがあってもよい。一般に解離性離隔は、脅威を感じる状況において肉体的逃避がかなわないときにみられる心的逃避に類似している。

区画化とは、通常ならば取得できる情報に意識的に気づくことができなくなり、そのために認知過程や行動過程を制御したり自発的な行動をとったりすることができなくなることを指す。症状としては、健忘や交代人格、さらには手足が動かないとか、眼が見えないなどといった転換症状もこれに含まれる。また催眠によって引き起こされる健忘、麻痺、偽幻覚、運動障害なども区画化に含まれる。

図1を参照していただきたい。通常、離隔と区画化はひとりの患者で複合的に体験されていることが多いが、ケースによってはそのいずれか一方が目立つこともある。

私はこれまで離隔すなわち意識変容を中心に解離を考えてきた。従来、解離については多重人格や遁走、健忘ばかりが注目を浴びてきた。これらは区画化の代表的な病態である

ている。

離隔 (detachment)	区画化 (compartmentalization)
感情的麻痺	転換症状
離人症状	催眠現象
疎隔症状	健忘
体外離脱体験	遁走
自己像幻視	交代人格

図1　離隔と区画化

が、米国の解離性障害の分類にはこれら区画化の病態のなかにポツンと離人症性障害がある。この離人症性障害は解離の観点からあまり考察されてこなかった。米国の診断基準とは異なり、国際診断基準では離人症は解離性障害に含まれておらず、別に扱われている。このことは離人症がさまざまな疾患にみられることによる。しかし、解離の離人症には解離特有の離人症がある。この解離性離人症を解離から省いてしまうと、解離の全体像は大きく揺らいでしまい、その重要な要素が抜けることになりかねない。

この解離性の離人症＝離隔＝意識変容こそ、区画化とともにあるいはそれ以上に重要であり、その構造の把握は解離の全体像を捉えるためにも、また治療的観点からも不可欠であると私は考え

第二章　解離以前の体験

この章では病的解離の症候までには至らないが解離との関連性が示唆される「解離以前」の体験について紹介したい。それは健常人にもみられる解離的傾向であるが、解離性障害とのつながりを示唆するような体験であり、また解離性障害が発症する以前からみられていた体験でもある。これらをもって解離と診断することはできないが、解離の病態の背景にこれらの体験があることを知っておくことは、解離の全体を理解するために有用であろう。

†記憶に現れる自分の姿

私たちにとって記憶はどのような姿で現れるのだろうか。ここで皆さんにも実際に紙と鉛筆を用意していただきたい。一枚の紙を二つに折って、一方に小学校あるいはそれ以前の記憶で頭に浮かぶ像を浮かんだままに絵に描いていただきたい。もう一方には最近の記憶像を描いてほしい。

どのような絵が描かれただろうか。自分が生まれ育った故郷の街並みだろうか。友達とよく遊んだ校庭、ジャングルジム、あるいは蒼い空に浮かぶ白い雲だろうか。最近の記憶としては、レストランで食事をしたときの恋人の手のなめらかな白さだろうか。

ときに自分の姿が描かれることがある。よく考えてみれば、頭に浮かんだ記憶像に自分の姿が描かれるということ自体、とても不思議なことではないだろうか。描かれている自分の姿は正面を向いてこちらを眼差しているだろうか。あるいは一緒に遊んでいる友達の方を向いているだろうか。こちらに背を向けて立っている姿だろうか。

人は言うかもしれない。「昔から鏡や自分が写っている写真を見てきたから、記憶像として自分の姿が描かれるのは不思議ではない」と。しかし絵の多くは自分を俯瞰的に見下ろす上方の空間からの視点であったり、自分の背後からの視点であったりする。通常、このような写真をわれわれは見てきたわけではない。

この本を開いて読んでいるあなた、そっと眼を閉じてみてほしい。ほんの数分前にこの本を読んでいたときの記憶像はどのようなものとして立ち現れるだろうか。自分の眼の位置、ないしは頭部の位置よりもほんの少しだけ離れたところから、微かに自分の姿が織り込まれた記憶像が浮かんでこないだろうか。あるいは、最後に海辺を散歩したときのことを想い浮かべてみよう。自分の目の位置から打ち寄せる波を眺めているだろうか。それとももやや上方へ離れたところから、自分を含めて渚を見下ろしているだろうか。

ドイツのロマン主義絵画を代表するカスパー・ダーヴィト・フリードリヒ（一七七四―一八四〇）は宗教的な透明感のある風景画で有名だが、そこに描かれる人はほとんどが背中をこちらに向けている。彼は七歳のときに母親を亡くし、十三歳のときには溺れる自分を助けようとした弟を亡くしている。

†当事者と観察者

進化論のチャールズ・ダーウィンを従兄弟にもち、心理学に大いに貢献したとされるフランシス・ゴールトン（一八二二―一九一一）は自分の視点ではなく、そこから離れた位置からの視点で情景を想起する人たちがいることを指摘し、彼らは心的舞台における役者のように自分自身を視覚的に見ると述べている。一般に心理学では、通常われわれの目に見える視点を当事者視点（field perspective）といい、あたかも第三者のように俯瞰的に自分や状況を見る視点を観察者視点（observer perspective）という。

最近の出来事の記憶については当事者視点で想起されるのに対して、時間的に遠い過去の記憶は観察者視点で想い起こされることが多い。実際にそれらを学生に描かせた私の経験からしても、幼少時の記憶は観察者視点からの絵が多く、そのなかに自分自身を描き込んでいることがしばしばである。これはどういうことであろうか。

最近の研究によれば、脅威を感じるような状況からの逃走や、人前でスピーチをするときのように、情緒性や自己意識性が高いときの記憶想起では観察者視点での想起になりやすいといわれている。また、公衆の面前で自意識に傾きやすい人、危害回避的で神経症傾向のある人がそのような記憶想起を呈しやすいとされる。逆に、そのときの自分自身の感情に焦点をあてて想起する場合には当事者視点での記憶想起になりやすいとされている。

一般に当事者視点での想起は自分の感情などの心理状態、身体感覚など、自分の内から感じる体験の想起の際に生じやすく、観察者視点での想起は外部の事物、周囲の眼差しの意識、自分の外見や行動など外から感じる体験の想起と結びついている。とりわけ外傷的出来事を想起するときに観察者視点がみられやすいが、外傷想起にまつわる不安を軽減する認知的な工夫であると解釈する立場もある。

†離れたところから自分が見える

当事者視点と観察者視点を区別する重要性はこのような記憶の想起ばかりではない。われわれは普段、出来事を当事者視点から体験している。しかし、まれに今起こっている出来事を自分の身体位置から離れた観察者視点から体験することがある。たとえば、交通事故やレイプなどの性的外傷体験、その他さまざまな身体的侵襲が起こったとき、身体から離れた位置から周囲を眺めていることがある。たいていの場合、自分の姿を見ている。これが体外離脱体験（out-of-body experience, OBE）である。臨死体験などでよく話題になるのでご存知の方も多いであろう。

『火垂るの墓』というアニメ映画がある。多くの読者はすでにご覧になっていると思うが、その最初のあたりの印象的なシーンを覚えているだろうか。それとも皆さんの記憶からはかき消されているだろうか。死にゆく清太の姿を「もうひとりの清太」が傍らに立って、やや後上方からじっと眼差しているシーンである。

この作品全体はこの「もうひとりの清太」の記憶想起として描かれている。そのためか映像のところどころに、「物語のなかの清太」を眼差す「もうひとりの清太」がほんの一瞬現れる。たとえば、泣き叫ぶ節子をやりきれない思いで見ている「もうひとりの清太」が玄関に立っている。ラストシーンでは、この「もうひとりの清太」に「もうひとりの節子」が寄り添い、現代のビルの灯りをじっと眼差している。

このような構成は日本人の心にとってあまりに自然であるため、観るものにはあえて意識されずに流れていくのかもしれない。機会があればじっくりとご覧いただきたい。

さて、体外離脱体験は自分が死に瀕したり、危険に晒されたりしたときばかりではない。大麻やLSD、メスカリンなどの幻覚剤や麻酔薬のケタミンなどでも起こるし、てんかんの発作の際にもみられる。人によっては、家でくつろいでいる時やもの思いに耽っている時、入眠時、自動車の運転中、踊りや劇を演じているときなどにもみられる。これらは程度の差はあれなんらかの意識変容といえるであろう。次の例は、PTSD（外傷後ストレス障害）に罹患したベトナム帰還兵が、かつて銃剣で敵の負傷兵を殺したときの経験である。

負傷兵を銃剣で刺しているとき、私は自分自身から離れて、敵兵を銃剣で刺殺しつつある「殺し屋」を遠くから見ているような感じがした。（中略）そのことは私を恐怖と嫌悪でみたし、そしてそれは、私が何者であるかについての意識とも、私にできると感じていたこととも、結びつかないように思えた。そのとき以来、戦闘の状況下で私は私自身から離れ、「殺し屋」が戦闘任務を遂行しているのを眺めるようになった。その殺し屋は、私自身とは違って、他者も恐怖も気にかけずに、その仕事をずっと上手にやってのけることができたのだ。

（ブレムナー『ストレスが脳をだめにする』）

また、母親に暴力を奮われていた少女は次のように報告している。

昔から意識をとばしていた。小学校のとき、母親に叱られたりすると、自分の体はそこにあるけど、それに並んで、あるいは斜め後ろに自分がいた。母親から距離をとれるところにいた。母親によると、叱っている間はボーッとした表情をしているらしい。叱られるのが終わると、普通に戻って母親にまとわりつくのです。（十八歳、女性）

このように体外離脱体験はさまざまな状況でみられるが、精神科の臨床でもっとも多く見られるのは解離の病態である。右の少女は後に解離性障害と診断されている。この体験は、ある程度の条件さえそろえば誰でも体験しうるものであって、精神病の直接的な現れではない。解離でみられる症状は原則的に精神病とは異なった構造をもっており、健常人の体験と構造的には同じであり、量的拡大化にとどまっている。

†私の心の広がり

ソファに座ってものを考えているとき、人前で喋っているとき、どこかをめがけて走っているとき、私たちの心はどこにあるのだろう。通常、私たちの心は身体のなかにあると感じているが、それは考えてみるととても不思議なことだ。

蒼い空にさまざまな形をした雲が流れている。その白い雲をじっと眺めているといろいろな空想が浮かんでくる。雲のなかには人間の姿をした神々や天使が住んでいて、お喋りをしたり、怒ったり、笑ったり、泣いたりしている。いつのまにか自分がその中で動き回っており、彼らと自分との区別ができないこともあるだろう。そこから彼らはときどき私たちの世界を覗き込んだりもする。また遥か蒼空のかなた銀河のなかへと翔んでいき、そこから青い地球をじっと眼差す、そんな空想をしなかっただろうか。

あるいは、雨が降ったあとの葉に光る露の玉。そのなかには顕微鏡でも見ることができない無限に小さな世界があって、そのなかで普通に生活しているものがいるのではないか。その世界に自分がいることを想像することはなかっただろうか。空間ばかりではない。はるか遠くの未来の時や古代の昔へと、私たちは時間のなかを容易に駆け巡ることができる。

臨床をしていると、解離の人たちはこういうことが、普通の人よりも、はるかに自然にできるのではないかと思えてしようがない。彼女たちの心は時間的にも空間的にも自由に翔びまわることができる。ありありとした実感をもって心を翔ばすことができる。

もちろん心という実体がこの現実世界から時間・空間的に離れるわけではないが、あたかもそうであるかのように、空想・表象（感覚刺激なしに心に浮かぶ像）がまるで見えるほどに頭に浮かび、さらにはそのなかへと深く没入することができる。それがあまりに自然に容易にできるから、他の人たちも当然同じような体験をしており、自分だけが特別ではないと彼女たちは思っている。

†遍在する私

解離性障害の患者は幼少時からあるいは発症数年前からさまざまな体験をしているが、たいていはそれを誰にでもある普通の体験だと思っている。幼少時から今日子（二十七歳）には次のような体験があった。

保育園時代から泣いている自分と冷静な自分が分かれていた。背中のほうから冷静な自分が、泣いている自分の姿を見ている感じがしていた。上からジオラマのように見ていることもある。テレビの画面を見ているように、周りをモノとして、風景としてとらえる。ストレスが貯まってくると、相手と会っているときにも、自分が話している状況が風景のように見える。

ここで語られているのは離隔にきわめて近い体験である。たいていの場合、上や後の方から自分の姿を見ている。解離の患者はしばしば幼少時からこのような経験をしている。もちろんその段階では解離と診断されることはない。われわれは自分が置かれた状況を外部の視点から想い描くことはあるが、それが解離の場合のように、実際に視覚的な形をもって浮かぶことは滅多にない。今日子の述べる体験についてもう少し耳を傾けてみよう。

自分にとって肉体は重荷なのです。鎖みたいなものです。死体が自分にくっついているみたい。死体がなかったらもっと自分の好きなところへ行ける。ビルの方へ自分を翔ばすことができます。心はそちらの方にあってこの身体にはない。体外へ魂が飛ぶと、眼だけが空中から俯瞰して抜け殻の自分を見ることができる。ブラジルのことを考えると、小屋の窓際にステンレス製のコップが置いてあって、その窓から海が見える。ベッドがどんな感じかもはっきりと見える。感じるのです。昔の写真を見ると、昔、自分が住んでいた部屋に今でも行ける。そのなかへ入っていくと、風が涼しかったとか、あたかも触れる感じがする。肌理《きめ》を感じる。街の灯りを見ると、その灯りにもなれる。映像を見ただけで、そこへ翔んでいける。同時に自分がいろいろなところに存在できる。どの時代にもどの場所にも私は存在できる。自分がここにいることは頭ではわかるけど、そのことは実感としてはわからない。昔いたところに、私がずっとそのままいた感じがする。

実際の目とは違う目で、昔のその時の風景が細かくありありと見える。現実よりも、心の目で見ているもののほうが私には現実味がある。

彼女にとって肉体は鎖であり、死んだ肉体である。その鎖を解き放ち、魂は天空へといっきに舞い上がろうとする。彼女が眼差すのはビルの建物であり、街の灯りであり、心に浮かぶブラジルの小屋であり、昔自分が住んでいた部屋のなかである。それらは知覚の対象ではなく表象化された対象・情景である。そのような空想的表象が多彩な知覚様態を携えて彼女の頭に湧きあがる。

そして彼女は時間と空間を越えて、それらの表象世界へとすんなりと没入するのである。まるでその世界を「いま・ここ」で感じるまでに入り込むのである。彼女は時間的にも空間的にも、ソコにもココにも偏在することができる。

今日子の次のような言葉にも注目したい。

人は自分の延長ではないから、人に触られたり、人と関わり合ったりするのは好きじゃない。そんなとき私は、私が触っている椅子とか机といった無機質のモノになる。石畳にも溶け込む。相手にされなくて、存在していないものとして私は扱われたい。私は人に思い入れされることのないただの肉片になる。からだがモノと同化する。

今日子が世界と結ぶ関係のひとつは、肉体から離脱して舞いあがる魂＝目のあり方である。心の目はすでに肉体の目ではなく、心の目は知覚空間を、表象空間をとびまわる。世界をみずからの眼差しのもとに把握する。そのとき魂は、身体を、自らのアイデンティティを抜け殻のように脱ぎ捨てる。そしてアイデンティティを脱ぎ捨てた目は、知覚的・表象的対象へと、自らの本来の眼差しを忘却するほどに、深く同一化する。

†フローベールの言葉

私が精神科医になった頃、恩師の森山公夫先生からヒステリーやてんかんを理解するのに参考になるから読むようにと薦めていただいたのが、ジョルジュ・プーレのフローベール論（『人間的時間の研究』第十五章〈山田𣝣訳〉筑摩書房）であった。

ギュスターヴ・フローベール（一八二一―八〇）の病気についてはてんかん説が有力であり、それは確かであろう。しかし、ヒステリーの多くの症状はてんかんの精神発作と表現形として多くの類似点があり、これらふたつの病は意識の変容という共通項を媒介にして近い関係にあるといえよう。

『ボヴァリー夫人』や『純な心』、『サランボー』に窺えるように、フローベールはヒステリーに並々ならぬ関心を向けていたことは知られている。「エンマ・ボヴァリーは私だ」というフローベール自身もまたヒステリー的心性を持っていたと思われ、小説の中で散見される発作の描写は当時にしては鋭い。

小石だの、動物だの、絵だのをじっと見つめるあまり、そのなかへはいりこんでゆくような感じのすることが今までにも何度かありました。人間同士の通じ合いですら、これ以上に強烈ではありません。

（フローベール『書簡集』）

おまえと対象《もの》とのあいだの隔たりは、深淵が両側の縁を近づけていくようにだんだんに縮まり、ついにはその違いが消えうせるほどになった。…もう一歩進めば、おまえが自然になるか、自然がおまえになってしまうのだ。

（フローベール『聖アントワーヌの誘惑』）

プーレがいうように、ここでは知覚するものと知覚されるもの、表象するものと表象されるものとの間の隔たりは存在しない。ここにあるのはヒトとモノが、知覚するものと知覚されるものが、表象するものと表象されるものが同一化する、同質性への動きである。生命は拡散であり、広大無辺の空間内への倦むことなき放射である。

さらにフローベールは感覚の対象のみならず思い出の対象との合一にも注目する。同一化は空間のみならず時間においてもみられるのである。まさにそのような瞬間が存在する。

《十年前、ぼくはそこにいたのだったな》――そう思っただけで、ぼくはもう本当にそこにいて、往時と同じ思いにふけっている。いっさいの隔たりは忘れさられてしまう。が、やがて、その隔たりが姿を現わしてくるのです、虚無の渦巻く大深淵のように。

（フローベール『書簡集』）

〔傍点、プーレ〕

フローベールの言葉と今日子の言葉の共通性にすでに気づかれただろうか。彼らは人間関係の不具合を背景として、自然の中の知覚や表象の対象と合一する。このような体験は通常われわれが体験することはほとんどないが、けっして精神病的な体験を意味しているのではない。われわれの体験と同質の生のありかたでもある。

このような合一の時は長くは続かない。その後に空白がやってくるのは必然であろう。この空白の意味は解離を考える際にきわめて意義深いが、ここでは同質性への動きにもう少しこだわってみたい。

†魂と肉

今日子の言葉からは次のことが示唆される。魂の飛翔への欲望の背後には私が拡散してしまうことへの怯えがあり、それが肉と同化することを欲望させる。また逆に、肉への溶け込みには私が限定され拘束される怯えや煩わしさがひそんでいる。それが魂の飛翔への欲望をかきたてる。

このように今日子の魂と肉はそのつながりが希薄になり、両極へと引き裂かれている。つまり「魂・視覚の系列」と「肉・触覚の系列」がいつでも反転しうる可逆的な構造がある。

フランスの哲学者メルロ＝ポンティ（一九〇八―六一）は、「私の身体は世界と同じ肉でできている」という。彼が肉《シエール》（Chair）という言葉で語っているのは、見るものは見られるものであり、触れるものは触れられるものであるという可逆性（réversibilité）のことである。そこには私と世界とのあいだ、視覚や触覚など知覚の諸様態のあいだに共振、同期化、交わりがみられるという。

見ているものは見えるものの中にあってそれを見ている、見るものが見られるものと、あるいは触れるものが触れられるものとが根底において同質であり、たがいに肉の延長であること。メルロ＝ポンティの思考はあくまで視覚よりも触覚を、意識よりも身体を優先している。触覚を通して身体は世界の延長であり、世界と私は連続性をもつ。世界と私の肉のなかから眼差しが、見えるものと共に生まれる、ととらえる。

もちろんメルロ＝ポンティは、物体としての身体（corps）ではなく、身体性（corporéité）によって心（主体）でも物体（客体）でもない両義性の哲学を語り、主観と対象が生まれ出る「原初的地層」ないしは「存在との始原的接触」にふれている。

しかし、肉と触覚に重点をおく彼の思考では今日子の体験を掬い上げることは困難であるように思われる。先にも述べたように、今日子の世界は「魂・視覚の系列」と「肉・触覚の系列」の両極性としてあり、その両極へ引き裂かれている。メルロ＝ポンティの思索からは今日子の「魂・視覚の系列」、すなわち彼女の〈肉・触覚を欠いた目〉は閉ざされているようにみえる。

彼は画家のアンドレ・マルシャンの次のような意味深い言葉を引用している。

森のなかで、私は幾度も私が森を見ているのではないと感じた。樹が私を見つめ、私に語りかけているように感じた日もある……。私は、と言えば、私はそこにいた、耳を傾けながら……。画家は世界によって貫かるべきなので、世界を貫こうなどと望むべきではないと思う……。私は内から浸され、すっぽり埋没されるのを待つのだ。おそらく私は、浮び上ろうとして描くわけなのだろう。（M・メルロ＝ポンティ『眼と精神』）

世界は眼差しに満ちている。夜になれば月は私に寄り添うようにその眼差しを向ける。ふと見ると、机の上の置物はよく見ると私をじっと観察している。能動と受動、見ることと見られること、感じることと感じられることの反転・可逆性は確かにある。しかし、解離の病態では、その眼差しは触覚的要素が希薄化し、むしろ肉とは異なった魂というイメージに近づくのではないだろうか。

体外離脱体験はなによりも肉、触覚の感覚から切り離された世界であることを考えれば、われわれはこの眼差す魂を避けては通れない。私と世界を繋ぐものとして、われわれは不透明な肉（＝身体、触覚）のようなものから透明な魂（＝意識、視覚）まで、さまざまなものとして思い描くことができるだろう。先の画家アンドレ・マルシャンの言葉は、むしろ遍在する魂（＝眼差し）として解釈したほうがのみこみやすい。

†アニミズム

英国の人類学者タイラー（一八三二―一九一七）は代表的著作『原始文化』において、霊的存在への信仰を宗教の原始的形態であると考えた。動植物から無生物に至るまで万物には霊魂が宿っており、人間と同じように人格をもって生きて働いているという観念、つまりアニミズムこそ宗教の始まりとタイラーは考えた。

このように、アニミズムは人格的存在としての霊魂という考え方を宗教が発生するための最小限度であると考えるが、マレット（一八六六―一九四三）はアニミズムを伴わない宗教儀礼をもつ未開種族に注目した。そこにおいて崇拝対象は人格性のない一種の力あるいは生命とみなされ、霊魂という考え方にまで達しておらず、すべてはたんに生きているものとしてのみ考えられている。このような非人格的な神秘的呪力・超自然的勢力はマナと呼ばれ、人間から精霊、金、石、器具にまで存在するとされる。マレットは非人格的な力に対する人間の畏怖、または崇拝感情が存在するのに注目し、マナへの畏敬の情緒と行動をアニミズムの前段階としてプレアニミズムと呼んだ。

そこに人格的要素を認めようが認めまいが、未開種族においてはすべての事物や現象はわれわれと同じように生きているものとして感じられること。畏怖すべき魂が事物や現象すべてに遍在していると捉えること、このような感じ方はわれわれにもじゅうぶんに馴染みがある。レヴィ・ブリュールは「すべての人間精神の中には、その人間精神の知的発展がどのようなものであろうとも、原始心性の抜き難い根が牢固として存在しているのだ」と述べる。

精神科医、安永浩は次のように述べている。

他者の中に、いかにしてその主体性を了解するかが不思議なのではない。本来の体験形態においては対象ことごとくが心をもつ、と言ってよい（幼児にみられるアニミズムとは体験可能性の基盤である）。ひとは客観的「物」なる概念を始めからもっていたのではない。「物」がいかにして「物」であるか、つまり主体性ある存在とみなさなくてもよいかを、長ずるに従って経験が教えるのである。

（安永浩『精神の幾何学』）

原始の意識ではあらゆるものが主観性をおび、主観をもったものとして体験される。問題はそれらのものがどの程度主観性のないもの、つまり物質であるかを見定めることである。このように述べる安永は、自らを「汎我論」的立場と表現している。私は彼の著作から多くのことを学んだ。解離の患者もまたこのような世界にいる。

†鏡が怖い

以前、解離の患者と面接していたときに鏡の話になった。すると、患者はひどく怯えたような表情で「私、鏡が怖いんです。特に夜の鏡が怖いんです」と語った。私は「ふーん、そんなものかな」と思ったものだが、考えてみれば昔から洋の東西を問わず、鏡を見ないときには覆いが掛けられていたものである。鏡に対する過剰な恐怖は心理学で鏡恐怖(catoptrophobia)と呼ばれている。

そこで患者以外の一般女性たちに質問してみたところ、思ったよりも鏡が怖いという意見が多かった。男性で怖いという人はまれであった。それは女性が鏡を見る機会が多いことや、「夜に鏡を覗くと魔物が出てくる」などと伝えられることの影響もあるだろう。しかし、なによりも解離の患者で圧倒的に多いという事実は、考える価値があることと思われた。

解離の患者が「鏡を見るのが怖い」と報告するとき、おおかたその理由は二つに分けられる。一つは、「鏡を見てもそこに映っているのが自分の姿であるという実感がない」ことである。もちろん、われわれでも病気で体調が悪くぼんやりした状態で鏡を覗き込んだとき、あるいは酒に酔ってトイレの中で鏡の前に立ったとき、鏡に映った自分の顔が自分ではないような感じがすることがある。

さらに一つは、「鏡に自分以外の何か、普通は映らないものが映っているような気がする」とか「自分の背後に何かがいるのが映っていそうでとても怖い」という報告である。これは私自身まったく経験することはないが、学生などに尋ねてみても、男性でも「そういうことはある」と答える。解離の患者のうち数人は、幼少時に鏡の中に実際に不気味な人がありありと見えていたという。「鏡にもうひとりの自分が映っている」と報告するのも稀だがある。彼女らはわれわれ一般にもみられる表象がまさに知覚的に立ち現れる傾向をもっている。

このように「鏡の中に映っている自分の姿が自分ではないような感じがする」体験と、「鏡の中に映っていないはずの誰かが映っている感じがする」体験の二つが解離の病態で多くみられる。健常人との連続性を考えると解離の症候として捉えるほどではないが、解離ではわれわれの感覚と比較して、その体験強度はずっと強い。

鏡とは面であり、膜である。古代の人々は水鏡に自分の姿を映し出したであろう。それとともに水鏡には恋い焦がれる人の面影があらわれることもある。夜、静かな湖を見ていると、湖の底にはなにか異界のようなものがあって、そこから湖面に何かが顕れるのではないかと思うことがある。鏡にはそれと同じような性質があるのかもしれない。

私は大学時代に「まんがくらぶ」に属していたが、そのような主題を扱った作品を描いたことがある。私はいくつになっても同じことに関わっている。

鏡は私を、そしてこの世を映しだすものであるが、それとともに鏡の向こう側を、つまりもうひとりの私、もうひとつの世界を映し出すのだろう。このことはあらゆるものに「わたしと同じ存在」をみるアニミズムと通じているだろう。

この世とあの世、昼と夜、内と外を仕切る境界、膜、仕切りには、あの世や夜、外の世界など向こう側の世界を遮蔽する力があるが、その一方でその力がときに減弱し、向こう側の世界がその境界に影として立ち現れるのではないか。そういった不安をわれわれは共通して持っているのではないだろうか。そのような境界、境、仕切りなどの例として、鏡や膜、水鏡などをあげることもできるであろう。

鏡にはさまざまな心理学的な意味がある。解離の眼差しでそれを見るとき、こちら側にいる眼差す私は夢のようにはかなく影のように感じられることがある。それとともに、鏡の向こう側からこちらを眼差す他者の気配は鏡にありありと影として映しだされる。

このように解離と「かげ」の関係は深い結びつきがあるのであるが、これらの点については後の章でふたたびとりあげたい。

†入眠時幻覚

私はいわゆる金縛りを体験することが多かった。高校生のときは金縛りのときに、胸に猫が踊っていたのを感じたし（可愛がっていた猫が死んだ）、足元に誰か女性が立っているのが見えた（ように感じた）こともある。これは医学的には入眠時幻覚などといわれているが、多くの人にみられる体験である。

学生時代に京都の旅行に行ったときのことである。宿を決めていなかったので、夜になってどこか安く泊まれるところがないかと探し歩いていた。すると、ひとつの古い宿があった。入ってみると泊めてもらえるとのこと、歩き疲れていた私はほっとひと安心した。どうやら宿には老夫婦しかいないようだった。案内された部屋は値段のわりにとても広かった。夕食代わりに買ったタコ焼きを食べた後、部屋の中心を背にして、壁に向かった姿勢で私は寝入った……。

しばらくすると誰かが階段を登ってくる気配があった。というより、そこの主人が登ってくるのがありありとわかった。当然、私のからだは眠っていて動かない。意識だけが不安と恐怖のなかで目覚めていた。主人はだんだんと近づいてきて、ついに部屋のなかに入ってきた。姿が見えたわけでも階段がきしむ音や襖を開ける音を聴いたわけでもない。ありありとそこに人がいるということを、私のからだが、とりわけ背筋が感じていたのである。老人がまさに私におおいかぶさろうとしたとき、私はようやく覚醒した。もちろん私のほかには誰もいなかった。私は金縛りのときにはこの背筋のなんともいえない体感をよく経験した。病院で当直をしているときなどにはよくあった。

解離の患者は、金縛りに限らず、夜、寝る間際や朝の起き抜けにさまざまな体験をしている。ベッドに寝ようとすると隣に誰かが寝ている気配がする。ベッドの下に誰かがいるような気配がする。そこから手が伸びてくるのが見える。誰かがドアや窓を開けて入ってくるのが見える。夜中に眼を開けると死んだ祖父が立っていた。朝、起きたら少女が立って、こっちをじっと見ていたなど実にさまざまである。

これらは解離傾向のある人に多いが、一般の人々もけっこう経験していると思う。これはたんにオカルトと考えることはできない。人間は意識の変容があるときにはだいたい同じようなことを経験するものである。

†リアルな夢

あなたは夢のなかで「これは夢だ」とはっきりと自覚したことはないだろうか。これは一般に明晰夢（lucid dreaming）と言われており、さまざまな研究がなされている。夢の中で自分の思ったとおりに夢を展開させることができる人もいる。

あるいは朝になって目覚めて、顔を洗い、洋服を着替えて会社に行こうとしたら、そこであらためて目が覚めたという経験はないだろうか。つまり、夢から醒めたと思ったけれども、それもまた夢だったというわけである。このような夢にまつわる体験は一般にもみられるが、しばしば解離の人たちとの面接でも話題になる。

しかし、なんといっても圧倒的に解離で多い夢はきわめて現実的で覚醒時の生活と区別できないようなリアルな夢である。われわれの見るような荒唐無稽な内容ではなく、ごく一般的で日常的な内容であるために、夢の体験が夢であるとは感じられない。実際に起こった現実の出来事であると思い込んでしまうために、周りとの齟齬が生じるときがある。

私などは夢の記憶は曖昧で訳が分からないことが多いのだが、解離の人たちは、視覚はいうまでもなく、聴覚、触覚など五感のすべてが、こうして覚醒しているときと何ら変わりがないという。先の今日子は「夢は現実よりもその画素が多い。あまりに鮮やかで綺麗で印象的。それに対して現実はあまりにぼんやりとしている。夢の方がずっと現実的なのです」と述べている。リアルな夢が解離や空想との親和性を示唆する研究もある。

さらにひとつ指摘しておきたいことがある。解離の患者は、夢の中で自分の姿形を離れたところから見ていることが多い。自分が何かしているのを上方から見ていたり、後ろから見ていたり、横から見ていたりするのである。私はこれを「夢中自己像視（autoscopy in dreaming）」と呼んでいる。

一般の健常人でこの体験をしたことがあるのはだいたい二割から多くて三割であるが、たいていその頻度はきわめて少ない。それに対して解離の人たちの半数以上が幼少期からこの夢中自己像視を年に数度以上経験している。思春期になってそれがみられることもあれば、具合が悪くなってからみられるようになった人もいる。さらに解離が回復してからはそれがみられなくなった人もいる。驚くべきことに、解離の患者の一、二割はほとんどこの形式の夢であると報告する。彼女たちは皆も自分と同じように、夢に自分の姿が現れると思っており、そうではないと気づくとおおいに驚く。

一般人でこの夢中自己像視をしばしば経験している人は解離に通じる能力があると私は思っている。彼女たちはもちろん性的外傷体験や虐待を受けているわけではない。夢見がちで空想傾向のある彼女たちは作文や物語を作るのが好きで芸術的才能があることが多いと私は思っている。このあたりについては第四章、第六章を参照してほしい。

†デジャヴュ

解離の患者はよく「夢で見たことが、あとでその通りになったんです」といい、予知夢を報告する。しかし実際にほんとうに夢で予知したとおりになったかどうかは疑わしい。もちろん夢で見たときに親に「今日こんな夢を見た」などと報告もし、それが現実に起こるということはある。夢を見たときそこに予知感が伴っており、夢と同じことが現実に起こったと感じたときには「ああ、やっぱり夢と同じだ」と思う。

デジャヴュとは目の前の光景はかつて自分が見たことがあるようだとか、こうして人と喋っているのは以前にも経験したことがあるとか、あるいは以前に夢で見たと感じる既視感のことである。つぎにどんな展開になるかがわかるし、実際そのとおりになるという予知感を伴うことも多い。なぜなら眼の前の状況はすでに以前経験したことがあるからである。

解離の患者はこのデジャヴュを幼少時から頻繁に体験していることが多い。デジャヴュは昔から多くの心理学者の関心を惹いてきた。自分の行動を傍観者として見るような離人症ではデジャヴュがしばしばみられる、とすでにベルクソンは指摘している。しかし、予知夢やデジャヴュは解離特有なものではなく、ひろく解離以前の体験といえる。

予知感とデジャヴュは複合したものとして現れやすいが、その基底にあるのは「すでに起こったことがもう一度同じように起こる」という「反復生起の意識」である。

予知夢においては、夢は覚醒時に想起され、未来において夢と同じことが起こるという反復生起の意識をもつ。現在はその反復生起しつつある時間の中にある。そして何かが起こったときに、やはり予知夢だったという意識は高まり、現在は過去の夢の反復であったと感じる。デジャヴュにおいて、最初の経験は空想か夢か、実際の経験であるかは定かではないが、現在の光景や状況はそれの反復生起しつつある体験として捉えられる。このように予知夢においてもデジャヴュにおいても、現在は過去の「反復生起の意識」としてある。

「反復生起の意識」は時間面において通常、区別されている現在、過去、未来が重なってしまう意識ともいえるが、このような重なり合いは空間面でも起こりうる。自己と他者のあいだの差異は薄れ、その区別がつかなくなることは解離の病態以前でも起こることであり、それを「同時生起の意識」と呼んでおこう。

解離の患者は「人が考えていることがわかってしまうんです」とか「虫の知らせを感じることが多いんです」と述べることがしばしばである。この「同時生起の意識」は「ソコデ起キルコトハ、ココデモ起キル」という意味で「反復生起の意識」の空間化と考えることもできる。

これらは通常の覚醒意識において区切られている時間・空間体験における区切りや境界が曖昧化するという解離によくみられる構造と共通しているように思われる。

第三章　彼女たち（彼ら）はどのように感じているか——解離の主観的体験

この章では具体的に解離の主観的体験について述べたい。シュタインバーグの中核的解離症状は確かに解離性障害の診断には有用であるが、そのような症状のみでは解離性障害の患者の体験世界を把握するのに不十分だと思う。

ここでいう主観的体験は症状や症候と呼ばれるものの中でも特別な意味を持っている。症状や症候は「痛い」とか「寒い」など主観的な体験と、腫れているとか、赤くなっているなどの客観的な所見とによって構成されている。主観的体験が内から感じる症状とするなら、客観的な所見とは外から把握できる所見である。したがって解離の主観的体験は本人が周囲に自分の体験・症状について報告するものであり、健忘や交代人格がみられる区画化の病態が目立つ場合にはむしろ報告されにくい。解離の主観的体験とはおもに離隔の意識変容を中心としているが、それを越えた広い範囲を含んでいる。

ここで紹介する主観的体験は必ずしも解離性障害に特有のものではない。同様の症状は境界性パーソナリティ障害や摂食障害、てんかん、パニック障害、気分障害、統合失調症、物質乱用など多くの疾患にみられる。しかし解離において圧倒的に頻度が高く、かつ持続的にみられる体験である。したがってこれらの体験について患者が訴えた場合にはまず解離の病態を疑うべきであろう。

注意すべきことは、これらの体験について患者は必ずしも自らすすんで報告するとはかぎらないことである。つまり治療者や周囲の者が質問して初めてその存在が分かることも多い。

†離隔

一般に離人症では世界は平面のように遠ざかって見える。まるで膜を通して見ているようだとか、スクリーンにうつった世界の映像を眺めているようだという。つまり知覚が表象であるかのように感じられる。それが離隔になってくると、自分が離れたところから傍観者のように、世界や自身を見ているような感覚を伴う。ときに自分の後ろ姿や後頭部など自分自身の姿が目の前にうつしだされることもある。離隔が顕著になると体外離脱体験に近づくが、そうなると知覚的世界はほとんど背景化し、表象があたかも知覚であるかのように現れる。

離隔は、それが軽度の場合は現実感に乏しく、知覚的世界はスクリーンにうつった映像のように知覚が表象化されて感じられる。しだいに離隔が著しくなってくると、表象化された知覚的世界の視野は狭窄していき、視野の中心のみが見え、周囲が見えなくなる。離隔がさらに進み体外離脱の方向に向かうと、こんどは知覚化された表象が映像のように視野の中心に浮かび上がる。その映像の視野は拡大化し、自分を含めて広大な光景が見えることがある。

†気配過敏症状

家のなかにひとりでいるとき誰かがいるという気配を感じる。圧倒的に多いのは背後空間であるが、だいたい一、二メートルくらい離れた斜め後ろに位置する。ときに自分のすぐ後ろで背中に接するほど近くに誰かがいる気配を感じる。「自分の背後から、肩越しに誰かが覗いていているような感じがする」と述べた患者もいた。その存在はときに自分を眼差すだけで、とりたてて何かをしようとしているわけではない。他者はひとりであることが多いが、複数であることもある。彼らに特別な意味づけがされることは少ない。ときに死んだ人の霊や自分を守護している存在とされ、必ずしもつねに恐怖の対象というわけではない。まれにその他者が「自分自身のようだ」と表現することもある。

このように「誰かがいる」という気配をありありと感じることを私は気配過敏症状と呼んでいる。それはそんな感じがするといったレベルから確信に近いレベルまでさまざまであるが、そもそも気配なのだから確信までには至らないことが多い。

他者の気配を感じる空間としては、背後の他に物陰、部屋の隅、扉の向こう側、隣の部屋、階上へとつながる階段の辺りなど、視野がさえぎられ見えない領域が多い。

トイレや風呂場もまた患者にとって苦手な空間である。そのような空間では覗かれている感じや漠然とした怖さを感じるため、ドアを開けたままにしないと不安になる。またこれは女性の健常人でも多いが、洗髪しているときに誰かが自分の近く（多くは後）にいる感じがすることもある。台所に誰かが立っている気配を感じやすい人もいる。

部屋のカーテンの裏側や窓の周辺、玄関、玄関の扉の向こうなど住宅の境界もそのような他者の気配を感じやすい場所である。ときに、視線を感じるといってカーテンを閉め切ったままにしている患者がいるが、そのことだけで統合失調症と診断することはできない。解離性障害を鑑別疾患として念頭に置くべきであろう。

また、気配過敏症状に「漠然とどこからか自分が見られている」といった被注察感が伴うことがある。ときに部屋のなかに盗聴器があるとか、盗撮されていると感じたりすることもある。従来、このような体験は統合失調症で典型的にみられる症状とされていたが、もちろんこれによって統合失調症と診断することはできない。解離においてもかなり高頻度にみられることに注意すべきであり、診断は部分ではなく、つねに全体像を把握することによってなされるべきである。

ヤスパースの論文に実体的意識性という言葉がでてくる。これは要するに知覚や表象などによらず無媒介的に、人や物があたかも触れることができるように存在していると感じることである。その確信の程度については症例によってさまざまである。実体的意識性はヤスパースの報告以来、英米圏ではさまざまな言葉で呼ばれていたが、今日ではあまり注目されていない。日本の代表的な精神病理学者である宮本忠雄は、統合失調症にみられる実体的意識性の特性として、①実体性の体験、②うしろの空間への定位、③感覚要素の欠如、④主体性への侵害、⑤強い実在確信、を指摘している。

純粋な実体的意識性では知覚や表象などの直観的要素はないとされるが、それらをまったく欠くのはごく稀であり、かえって臨床的価値を減ずることになる。イメージや知覚的要素がある程度みられるのが通常であろう。実際に宮本の提示した症例にも、人影や音など直観的要素はみられている。

これまで、実体的意識性は統合失調症との関連で論議されることが多かったが、少なくとも現代では圧倒的に解離の病態で多くみられる。宮本は統合失調症以外の日常的・宗教的形態にみられる実体的意識性についてもふれており、それらの例では「あたかも……のようだ」という性格をそなえており、生きた空間の内部で出会いが行われ、他者との感情の交流があり、親しみの感じが流れ、他者は二人称的他者として出現すると指摘している。しかし、解離においてはこのような宗教的な「他者との感情の交流」などはまずみられない。解離の病態における実体的意識性は、ただそこに誰かが存在し、自分を眼差しているという感じのみであり、その他者に対する自己関連的な意味づけをすることはまずない。具体的な症例をあげてみよう。この症例では「黒い人」とか「白い人」といった言葉が使われており、この体験は幻視と踵を接していることがわかる。

後ろとか右横二〇〜三〇センチのところに意地悪な人がいるようで怖い。黒い人がなんとなくいる気配がする。怖い人。本当は誰もいないんだけど、動いているよう。もうひとりの自分かもしれない。本当に誰かいるんじゃないかと思って玄関を開けたり、風呂場や扉を開けたりする。左斜め後ろ一メートルくらいのところに白い人がいっぱいいる。見張られているようだけど、怖くない。振り返ってもいない。夜起きると誰かがいる気配がする。知り合いが二人死んじゃったから、霊になって出てくる。左の方には、自分を支えてくれる私の先生や友だち、家族がいる。右の方には死んじゃった人達がいる。

こっちの人達が出るときは死にたくなったりする。（四十二歳、女性）

†対人過敏症状

先の気配過敏症状が家のなかで見られることが多いのに対して、もうひとつの過敏症状である対人過敏症状は家の外で現れることが多い。解離の患者は基本的に人に対する不信感と怯えを持っている。もちろん特定の人から離れることにつよい不安を感じたり、しがみついたりすることはしばしばみられ、それらが特徴的な場合もある。しかし、彼女たちの心の奥には人に対する過敏な怯えが基本的にあるように思う。それは過去の心的外傷を示唆しているが、たんにそれのみではないように思う。

「人が怖いですか」と訊ねると患者はうなずくことが多い。それも駅や電車の中、デパート、病院の待合室など、人が大勢いる場で漠然とした緊張や怯えを感じている。そこに息詰まる閉所恐怖的要素がみられることもあれば、たんに雑多な群集のいる場所を嫌がることもある。解離の患者は外来で長く待たせると症状が悪化することが多いが、それはたんに待たされることが苦痛なのではなく、人が大勢いる中での緊張・過敏・不安に耐えられないからである。

そのような場では、他者の視線に対して怯え、自分が周囲からひとり浮き上がっていると感じる。自分の顔が醜いと感じることもあれば、自分の服装が変だと人に思われていると感じることもある。また外出するとそのような対人緊張から、喉が詰まる、動悸がする、吐き気がするなどといった身体症状がみられることも多い。

横断歩道で、向こう側から歩いてくる人とすれ違うときにつよい緊張感が走る。人が自分の方に近寄ろうとしていると感じたときには、ビクッと驚いて、自然に身構えてしまう。プラットホームで電車を待っているとき、ホームの端からかなり距離をとらないと不安でたまらない。後ろから誰かに押されたり、あるいはどういうわけか線路にふらふらと吸い込まれそうな感じがしたりするからである。とりわけ電車がホームに入ってきたときなど、その緊張と不安は頂点に達する。

道を歩いているときに誰かに後をつけられているように感じる。あるいは人込みのなかで漠然と誰かに刃物で襲われる不安を、それも背中のあたりに感じる。そのようなイメージがときに頭のなかにありありと見えるように浮かぶことがある。

†影がみえる

解離の患者は「影」という言葉を使うことが多い。たとえば、「眼の前を影がさっと過ぎる」とか「視野の端に影らしきものがさっと動く。よく見ると何もいない」、「背後から影がさっと出てきて、すぐに背後に隠れる」、「窓を影がさっと過ぎるのが映る」などである。このような表現から影をいわば気配の形象化と考えることもでき、先述した気配過敏症状との連続性が示唆されよう。影の幻視は小さなものから大きなものまでさまざまである。「視野の周辺に影を感じる」体験について、どういうわけか統合失調症やその初期症状とされることが多いが、もっとも頻度が高いのは解離であることに注意すべきである。

さらに形象化がすすむと影は人影になる。「黒い人影」と表現することが多いが、先にふれたように「白い人影」と表現することもある。人の形をしているが、輪郭は明瞭ではないぼんやりとした姿を見るのである。症例をあげてみよう。

人影が見える。五階なのに窓の外を白い人影が行ったり来たりしているのが見えた。その影は自分を見ているというより、ただ行ったり来たりしている。人影くらいの黒い影がさーっと現れて、見るとサッと消える。カーテン越しに人影がどんどん集まってきて、部屋の中に押し寄せてくる感じがする。暗くなったりすると影がウロウロしている。カーテンから中に入ってくる感じがする。（二十五歳、女性）

娘の後ろに黒い人影がじっと自分の方を見ている。あまり怖くない。霊を見たこともある。階段の踊り場の辺りに何かの気配を感じた。肌色の足が見えた。振り向いたら足が見えたこともある。こっちを向いている男の人が自分の横のあたりに日中でもはっきりと、カラーで見える。この病気になってからずっとある。（三十二歳、女性）

人影の幻視は、窓の周辺、背後空間、家の中の物陰など、周囲空間において視界が途切れる空間に出現する傾向がある。

影や人影の他にも、動物、子ども、妖精、幽霊などさまざまな姿形が外界に見える。子どもが階段の踊り場に座っている、ベランダのところに幽霊のような女の人がいる、車のなかに男の人がいる、道を透明な人が歩いている、部屋の隅に人が見える、などと報告する。

ドイツの精神科医クレペリン（一八五六―一九二六）は、ヒステリーの幻視について次のように記している。時代背景や文化の違いがよく現れている記載である。

患者たちは死んだ身内のものの姿や、経帷子を着て棺の中にいる母親や、髑髏や、長い刀を持った黒服の男たちや、燃える目をした暗い影や、屠殺者や、髑髏をのせた皿や、野獣や、もののけや、半獣半人などを見る。ある患者は皺だらけの老婆がナイフを持って小さな袋に「毒」というレッテルを書きつけているのを見た。（中略）ある患者は骸骨の姿をした死神がついて来いと誘うのを見た。別の患者のところへは誰かが夜入って来て、うつろな声で自殺を勧めた。（中略）患者は母親がベッドに歩み寄るのを見たり、誘惑者があなたは私のものだから一緒に行こうと誘うのを見たりする。鍔広帽をかぶり赤いマントを着た男たちが、患者たちを鎖で縛って娼家に入れて稼がせようとする。死んだ子がベッドに寝ている。父親の幽霊が窓にあらわれメフィストフェレスのように見える。シーツの上の男の顔が、この家は呪われているから出ろと命じる。犬の髭を生やした悪魔が突然現れる。首のない白衣の男たちが窓に立つ。（中略）ある女性患者は、空色の犬や雪の玉が飛ぶさまや、赤い鼠や黄色いザリガニが見えると言った。

（クレペリン『心因性疾患とヒステリー』）

人物や動物に加え、幽霊や悪魔、死神など死のニュアンスのある幻視が多い。一般に解離性の人物幻視はナイフや刀などを持っており、誘惑したり、部屋に侵入したり、窓のあたりに姿を見せることが多い。

周囲に対する視覚の変容で特徴的なのは、周囲の世界が遠ざかったり、逆に迫ってきたりするといった感覚である。自室に一人でいる場合など、壁が遠ざかるとともに、部屋が大きく感じられることがある。同時に自分の身体が縮小するのを感じる。また逆に壁が迫ってきて部屋が小さくなってしまい、自分が大きく感じられたりすることもある。物が大きく見えたり（大視症）、小さく見えたりする（小視症）こともあり、不思議の国のアリスの世界に似ている。また床が盛り上がったり、建物が曲がったり、物が歪んで見えたりといった知覚変容がみられることも多い。

一般に解離にみられる幻覚ではその知覚的現れ以上に過剰な意味を孕むことはない。不気味な映像はあくまでその不気味さの程度にとどまり、隠された過剰な意味を伴うことはない。統合失調症の幻覚では、知覚的要素が不明瞭であるにもかかわらず、過剰な意味（それも把握困難な意味）をもって患者に告げ知らされるという構造がみられ、解離性の幻覚とは異なっている。

外界空間に自分の姿が見える体験を外界出現型自己像視と呼ぶ。ふと見ると自分がテレビを観ている姿が見えたとか、自分が怒鳴っている姿がすぐ前の空間に見えたという。特殊なケースであるが、線路に自分が電車に轢かれた姿が見えると報告した患者もいた。

†表象幻視

自分の表象であるという意識を保ちながら、あたかも知覚であるかのように感じる体験を私は「表象幻覚」と呼んでいる。表象幻覚は、視覚領域、聴覚領域、触覚領域などあらゆる感覚様式において表象が知覚的要素へと引き寄せられる症候である。これは表象が知覚化することであり、たいていの場合、知覚の表象化である離人症状とともにみられる。このような幻覚は従来、偽幻覚と呼ばれてきたものの一部をなす。偽幻覚という言葉はさまざまな意味が付され、曖昧さを含むため、ここでは採用しない。

表象幻覚の視覚領域での現れが表象幻視である。過去の記憶や想像などが自生的に、まるで見えるかのように目の前数十センチのところや頭のなかに浮かんだり、それが次々と展開したりする。この体験はただの空想ではなく、知覚的にありありと見えるように表象を形象として感じる。音が聴こえるなど他の感覚領域の知覚化を伴うこともある。

解離の患者は幼少時からこの表象幻視を経験していることが多いが、ただその程度が軽く、日常生活にほとんど支障がない。実際の症例をみてみよう。

小さい頃、情緒不安定になると絵に描いたように鮮明に映像が見えた。それが普通だと思っていた。小学校へあがってから自分は人と違うなと思うようになった。山を見ている時、私は山の反対側も見ている感じがする。隣の部屋のことも見えるようにわかる。昔は、辛いことがあると頭の中に反省している自分の姿が見えていた。目の前にそれが見えることもある。

（二十三歳、女性）

表象幻視はひとりでぼんやりしているときや、逆に興奮したり、イライラしたりしているときに見られることが多い。体をほとんど動かさない状態、たとえば入眠前や高速道路を車で運転中などにもみられる。内容は過去の記憶表象や空想などが主なものである。

この症例のように、表象幻視には、ときに自分の姿が現れることがある。自己像への没入の程度が強くなれば、あたかもその世界のなかにいるように感じる。そのひとつのあり方がフラッシュバックである。次は、この表象幻視型自己像視の症例である。

私自身が見えていたことがある。目の前二〇センチのところに、以前仕事をしていたときの自分の姿が見えるんです。自分が振り向くときの姿が見える。頭の中というか目の前に見えます。香水とか髪型、服やハイヒールまでハッキリとわかる。泣いている自分が見えたんです。

（三十五歳、女性）

彼女には、一時的に家人に対してきわめて攻撃的な交代人格が現れた。そのときの記憶はほとんどないが、しゃがみ込んで紙に何かを書き殴っている攻撃的な自分の姿を背後から見ていたことを、ぼんやりと夢のようなものとして想い出すことができた。これは体外離脱体験といえるが、表象幻視との区別は困難である。

†体外離脱体験

体外離脱体験には自分の体から抜け出して隣の部屋へ行ったとか、夜の空を上に飛んで行ったなどの幻想的なものもある。たいていの場合、上の方から自分が暴れている姿が見えたとか、自分の体から少し後ろにずれた位置から自分の後頭部が見えたとか、自分が寝ている姿が見えたなど自己像視を伴う。

ときどき上の方から自分を見下ろしている感じがする。その部屋全体が自分を含めて見える。自分がふわふわ浮いている感じがする。自分なんだけど、自分がつくった作品のようでもある。何かに没頭しているときに多いです。体に体重がなくてふわふわ飛んでどこまでもいけそう。戻れなくなりそうで怖い。車が通っていたり、人が通ったり猫が通っている現実的な世界が見える。寝なきゃと思っているときに、自分が部屋の入り口あたりにいて、寝ている自分が見えることもあります。人格が変わったときにはポーンと上の方に抜ける。その時も自分と相手のやり取りをリアルに見ていた。正面や真上、後ろから自分を見ているんです。

（二十三歳、男性）

次の症例は体外離脱体験のようであるが、先に述べた表象幻視の要素もみられ、その中間型の幻視である。そもそも体外離脱体験は表象幻視と近縁の体験である。

子どものときから体外離脱はあります。高校生になって自分の特技と思うようになった。体のなかの意識を遠くに飛ばす。空を飛んで行く。体の自覚はなくて楽になる。景色がボーッと変わっていって、今まで行ったことのある国とか行ったことのない未知の国へ飛んでいく。その世界にどっぷりと浸かれる。幻覚というか鮮明に見える。自由に行き戻りができた。

（三十二歳、女性）

次の症例は交代人格の出現時に自分を離れたところから眼差していたケースである。彼の名前を仮にKとする。

普段からときどき気を失ったりすることがあったが、そのときは自分がやや後ろ上方に離れたところから視野が狭まった感じで、自分の姿の一部が見えていた。ある日、会社で倒れたときのことです。いつもの後ろの意識が今回は上方から、仰向けに倒れている自分を見ていた。視野は狭くなかった。そのうち倒れていた自分がむっくりと起きだしたので、僕はひどく驚いた。その自分は職場の椅子に腰掛けた。僕は上方から彼の後姿を見ている。彼は僕の知らないAという名前を名乗り、「十八歳の高校生です。僕はB県のCというところにいるが、ここはどこですか」と言う。A君は戸惑っていて、どうしてここにいるのかわからない様子だった。周りから「Kさん、大丈夫?」と言われると、「いや、僕はAです」という。そのうち、彼が僕の同僚に「あなたは誰ですか」ときいた。その同僚の名前をきいて、僕はスーッと自分のからだに戻った。あとでB県のCを調べたら実際に存在する場所だったので、びっくりした。（四十二歳、男性）

このように人格交代した時に自己像を見る症例は、表象幻視のところでもあげたように、しばしば経験する。人格交代と体外離脱体験は密接な関連性があることが推察され、このことは治療的にも重要であると思われる。

†自分を呼ぶ声が聴こえる

解離では些細な音に過敏になることが多いが、皆さんは誰もいないのにどこからか自分を呼ぶ声が聴こえることを経験したことはないだろうか。「おーい」などの呼びかけであったり、実際の自分の名前で呼ばれたりする。英国のセドマンという精神科医もいうように、この症状はさまざまな精神疾患でみられる。多くは身近な人物の声である。「囁くような父親の声が自分を呼んでいるように聞こえ、あたかも父親が自分の背後にいるようだった。」これはセドマンがパーソナリティ障害と診断した症例にみられた幻聴であるが、このような幻聴は解離の病態にもみられる。

自分を呼ぶ声などというと、眠っている状態で誰かが起こしてくれる場面とか、「どこからか自分を呼ぶ声が聞こえる。振り返ってみるとそこには……」などという物語を私はつい連想してしまう。それらに共通するのは、自分と異なった世界ないしは異なった意識状態にいる存在が自分に対して呼びかけるという構造である。ケビン・コスナー主演の『コーリング』は、死亡した妻があの世から伝えたいことがあって夫に向かって呼びかけるという主題の映画である。

呼びかける声というのは、お互いに異なった世界のあいだにかけられた橋を思わせる。その橋は世界をつなぐ橋であると同時に、渡ってはならない禁忌の橋である。親と子のあいだ、生と死のあいだ、その他さまざまなあいだこそ、この呼ぶ声が現れる背景としてある。それは境界侵犯にまつわる大きな主題に関連しているだろう。

さて、言葉としての幻聴は一般に言語性幻聴と呼ばれる。「お前はダメな奴だ」などと自分を中傷する声が聞こえることもあるが、なんといっても多いのは「壊しちゃえ」、「手首、切っちゃえ」、「食べるな」、「死ね」などといった命令する声であろう。とりわけ、この「死ね」という幻聴は解離の病態にはかなり特徴的であり、自殺企図や自傷行為をおこなう患者の多くが経験している。

なかには「外に出たい」、「苦しい」など交代人格を思わせる声が聞こえたり、死去した身近な人物の声などが聞こえたりする。幼児の声で「楽しいところへ遊びに行こう。向こうへ行けば楽になるよ」と誘うような言葉とか、生活面でさまざまな具体的助言をしてくれる声が聞こえることもあるが、これらは第五章でとりあげる「想像上の友人」の言葉であることが多い。

次に言語性以外の幻聴について説明する。単純な音が聞こえるのを要素幻聴と呼ぶが、それにはコンコンと扉を叩く音、電話の音、救急車のサイレンの音、チャイムなどが多いが、これもまた何かの到来を告げ知らせる音と考えられないわけではない。鈴の音などもわりあい多いように思う。

変わったところでは音楽性幻聴がある。これは音楽が鳴っているのが聞こえるという体験であるが、たいていの場合、頭のなかで鳴っていると訴える。持続的なことも多く、人によっては一日中頭のなかで鳴っているという。強迫的な音楽表象は頭のなかの音楽のためにそれが気になって勉強が手につかないといった体験であるが、解離性の音楽性幻聴とは異なっている。統合失調症でも音楽性幻聴はみられるが、その場合、外部空間から聞こえてくると訴えることが多いとされる。

†解離性幻聴の特徴

欧米の報告では、解離性同一性障害にみられる幻聴は頭の内部から聞こえるのに対し、統合失調症型幻聴では外部から聞こえるとされる。しかし、解離性障害全体を眺めると必ずしもそうとはいえない。内部と外部とを比較すると、若干内部からの声が多いという程度の印象である。解離の患者はこの声の起源が、頭の中からか外からかという質問に比較的苦労なく答えられる。かれらの世界はわれわれと同じように自然な区分が保たれているといえよう。しかし、統合失調症の患者の場合、このような質問には困惑することが多い。

外部から聞こえる幻聴で多いのは、誰かの囁く声やはっきりしない呻《うめ》き声が耳元の辺りで聞こえるとか、自分の背後から誰かの声が聞こえるというパターンである。この背後空間から声が聞こえるというパターンは、当然のことながら背後空間に他者の気配を感じることと結びついている。耳元で声が聞こえる場合には、自分の肩のあたりないしは背中にぴったりと接するように、誰かがいる気配を感じていることがある。

解離性幻聴は感覚的にありありと、短い言葉で、明瞭な意味をもって現れることが特徴である。その内容は身近な他者が発した言葉の記憶表象、身近な他者に対する不安・恐怖・願望などさまざまな思いが断片的に言語化・知覚化されたもののように思える。したがって、聞こえる内容には主体にとって意外性や未知性はなく、自分の表象や感情との連続性を思わせる。

彼らの多くが幻覚を説明するのに「……のような」という表現を使うのはその一例である。もちろん、症例によっては幻覚が主体に圧倒的な迫真性をもって迫ってくることもある。興奮して現実吟味ができない状態もあるが、いずれ落ち着いて判断できるようになる場合が多い。興奮が収まれば、幻覚は実際には、自分の思考・記憶・空想などの表象が知覚として現れたものであると判断する余裕、自由、選択の余地はじゅうぶんにある。

これらの体験に共通した構造は、知覚は表象のように感じとられ、表象は知覚のように現れるといった主観的体験である。世界の知覚的対象は、離人症のように、表象化・疎隔化され、現実感がなくなる。また逆に表象は知覚的対象のように形象化され、ありありと幻覚として体験される。そこでは感覚器官は眠っているようにみえて、同時に覚醒している。われわれもまどろみの状態においては、ときに些細な刺激でびっくりする。解離の病態では視覚領域と同じように聴覚領域でも過敏な状態にある。患者の多くは光を眩しく感じ、些細な物音に驚き、ちょっとした周囲の刺激に対して怯えているようにみえる。

このような解離性幻聴の特徴に対して、統合失調症の幻覚は、感覚的要素が乏しく曖昧であってもその意味は過剰であり、感覚と意味の間に奇妙な断裂や矛盾がみられる。幻聴の内容には意外性、未知性が含まれており、解離性幻聴のような自分の思考、表象との連続性、つまり既知性はみられない。また幻覚に対しては強い確信性がみられ、「そうとしか思えない」といった被強制感があり、余裕、自由、選択可能性はないのが通常である。

また統合失調症における幻聴の起源については、内部か外部かはっきりと決められないことが多い。声は内からと同時に外でもあるという矛盾的構造が、くっきりと覚醒度高く現れている。これらの点については安永浩の症状論が参考になる。

†思考・表象が湧き出る

中井久夫は、思路の無限延長・無限分岐、遠近の逆転を伴った聴覚過敏、過去や未来の表象の接近などとともに、聴空間化された「頭の中のさわがしさ」が統合失調症の臨床的発病に前駆する「いつわりの静穏期」にみられることを指摘した。中安信夫もまた初期統合失調症の自生思考がこれと等しいと述べている。そのため「頭の中がさわがしい」とか

「頭がうるさい」などといった症状は統合失調症の始まりであるといった考えが、一般的に優勢となっている。もちろん、統合失調症の初期や再発前にこのような症状がみられることは臨床家ならばよく経験することである。しかし、このような症例がすべて統合失調症だとみなすなら、それは間違っている。

私は解離の臨床を通じて、知覚を巻き込む表象の過剰な湧き上がりは統合失調症に特異的ではなく、解離の病態においてもかなりの頻度でみられると考えている。以下にその具体的陳述をみてみよう。

すごく空想が出てくる。頭の中にビデオのようないろんな映像が出てきて収拾がつかない。脈絡なく出てくる。浮かんでくる記憶が本当にあったことなのかわからない。想像が想像を生んでいく。キーワードから映像が膨らんでいく。（二十三歳、女性）

つぎは幼少時より想像上の友人がいた症例である。数年かかってそれが交代人格として表に出るようになり、しだいに落ち着いていったケースである。交代人格の存在を示唆する部分があるので、注意して読んでほしい。

考えがまとまらない。集中できなくなると頭のなかがごちゃごちゃしてくる。たくさんの考えが一度に押し寄せてくる。それは三十分くらい続く。ひどいときには一日中続く。いろんな人間が一度に頭のなかで考えている。たくさん人がいてザワザワしている感じがする。いろんな思考が頭に湧き出て止まらない。人の会話と自分の会話が区別つかなくなることがある。止めなくてはいけないと思っても止まらない。泣き出したい、大声をだしたくなる。いらいらして頭の中がいろんな物で一杯になる。気が狂いそう。頭の中が膨れる感じがしておかしくなる。そんなときにふっと眠くなって、五分後に眼が醒めたあとには楽になっている。（二十三歳、女性）

この症例は思考的要素がほとんどであるが、思考から始まり、そこから空想、音楽、記憶、体感、言語などさまざまな表象や知覚様式（視覚、聴覚、体感など）を巻き込んで、それらが頭のなかに脈絡なく自動的に過剰に湧き上がる形式が解離の病態ではみられやすい。このような体験は、従来、思考促迫とか表象促迫などといわれてきたものに近いが、それにとどまらない。統合失調症にみられる自生思考との区別は困難であり、能動性が保たれているとか自動的であるとかについては患者の言葉から判断することはむずかしい。この問題は第六章で再度とりあげる。

第四章　解離の構造

この章ではこれまでの解離の症候を整理し、解離の患者がどのような世界を体験しているのかについて構造的に把握することを目的としている。

†空間的変容と時間的変容

私は解離の諸症状を空間的変容と時間的変容に分けて考えている。

空間的変容とは、他者、物、あるいは自己との対象関係の変容を指している。症状としては離人・疎隔症状、体外離脱症状、自己像幻視、気配過敏症状、対人過敏症状など、自と自、あるいは自と他といった空間的関係の変容があげられる。気配過敏症状や対人過敏症状は、ブラウンらの離隔と区画化の二分法には含まれていない症状であるが、これらは自分から自分が離れてしまったという離隔の構造に近縁の症状である。私は空間的変容に含めている。

それに対して**時間的変容**は、時間的流れにおける意識状態の突然の断裂や交代であり、意識状態を構成している記憶や同一性などの変容である。症状としては健忘、遁走、交代人格などがあげられる。

解離性もうろう状態などは多彩な意識変容体験がみられるが、急に状態が変化することからこれらの中間に位置付けられる。図2を参照していただきたい。これら二つの変容症状は明確に分類されるものではなく、たいていの症例では複合的にみられる。

空間的変容症状	時間的変容症状
離人・疎隔	健忘
気配過敏症状	遁走
対人過敏症状	交代人格
体外離脱症状	転換症状
自己像幻視	
転換症状	
もうろう状態	

図2　時間・空間性の病理

†「存在者としての私」と「眼差しとしての私」

DSM－Ⅳでは離人症性障害を「自分の心的過程あるいは身体から離隔して（detached）、あたかも自分が外部の傍観者であるかのように感じている持続的または反復的な体験」としている。世界のなかで知覚し行動する私を「存在者としての私」と呼び、それを傍観者のように見ている私を「眼差しとしての私」と呼ぶ。解離性の離隔はこれら「存在者としての私」と「眼差しとしての私」の両極構造としてひろく捉えることができる。「眼差しとしての私」は、世界のなかに位置づけられた身体から遊離し、俯瞰的位置から世界と「存在者としての私」を眼差す。基本的に「眼差しとしての私」は周囲空間のいかなる空間にも位置づけられうるが、身体の後上方に位置づけられることが多い。第二章でみたように、「眼差す私」は本来、患者を取り巻く空間に魂のように遍在しうる。

時間・空間的世界に縛り付けられた「存在者としての私」から離れているため、「眼差す私」のアイデンティティ意識は希薄になっている。いかなる空間にも位置づけられうるということは、通常の空間の外部にいるという感覚を生じさせる。時間についても同様であり、通常の時間の流れから離れたところから眼差しているという意識をもたらす。時間の河が流れるのを、橋の上や河岸に立って、じっと眼差している。

それに対して「存在者としての私」は、「今・ここ」から逃避できないほどに自らの身体と世界に拘束されており、通常の時間・空間的世界のなかにいる。この「存在者としての私」は周囲を生きているもの、魂をもつもの、眼差しをもつものと感じ、周囲世界から被対象化され、自分の背後などにうっすらと人の気配や視線を感じる（気配過敏症状）。また人込みのなかで「人が怖い」と感じる（対人過敏症状）。

このように周囲の刺激や状況に過敏に反応し緊張する一方で、自分の内部の思考・表象の流れに過剰に翻弄され、頭の中が考えでいっぱいになると感じたり、知覚や表象を「今・ここ」の自分に対して圧倒的に迫ってくるものとして体験したりする。これもまた、「存在者としての私」に位置づけられた私のありかたであり、「眼差しとしての私」の思考・表象が空虚で、ときに患者が「感情もなく、なにも考えていない」と報告するのと対照的である。

私が「眼差しとしての私」としてあるときには、身体から遊離し、俯瞰的位置から世界と「存在者としての私」を眼差しているが、私が「存在者としての私」としてあるときには、こんどは「眼差しとしての私」を何ものかの気配ないしは視線として感じる。

このように考えると、「眼差しとしての私」と「存在者としての私」の分離を前提としたうえで、私はどちらかの「私」に位置づけられることになる。つまり離隔という病態は「眼差しとしての私」と「存在者としての私」の分離とその交代の構造として捉えることができる。これはすでに一般で言うところの離隔という言葉の範囲を越えており、私はそれを空間的変容と呼んでいる。

「眼差しとしての私」が他人事性、逃避可能性、弛緩性、空虚性をもつならば、「存在者としての私」は当事者性、逃避不能性、緊張性、充満性を特徴とするといってもよいであろう。空間的変容とはこの「ふたつの私」の分離と交代の構造として私は捉えている。

†体外型離隔と体内型離隔

以上のように「眼差しとしての私」は「存在者としての私」から離れた位置から世界や「存在者としての私」を眼差している。そのとき世界は間接的に、なにかヴェールがかかったように、膜をとおして感じられることが多い。「眼差しとしての私」が「存在者としての私」から離れるとは、一体どのような体験だろうか。

実は「眼差しとしての私」は身体の外部だけではなく、身体の内部にも位置しうる。そのとき「眼差しとしての私」は身体の中から、着ぐるみを被って眼の部分に空いたふたつの穴から外の世界を覗き込むように世界を眼差している。これを私は「体外型離隔」に対して「体内型離隔」ないしは「着ぐるみ型離隔」と呼んでいる。

「体内型離隔」において「眼差しとしての私」は、世界から隔絶された空間に閉じ込められた感覚をもつ。「体外型離隔」が身体から浮き上がって、世界に拡散するような感覚をともなうならば、「体内型離隔」は身体という外殻から私がはがれて、内側へと縮まったような感覚がみられる。この「体内型離隔」では、「眼差しとしての私」は体外型と同じようにアイデンティティ意識が希薄になっている。しかしその性質には若干の差異がある。

体外型の「眼差しとしての私」は、身体、時間、空間という衣を脱ぎ落とした魂のように、ジオラマ化した世界を眼差している。感情をなくした魂のように世界を眼差している。それに対して体内型の「眼差しとしての私」は、この時代に生まれたこの自分、つまりこの名前をもち、この身体をもち、この親をもって、ここに暮らしている、そんな自分への漠然とした違和感をもっている。解離の患者の一部、あるいは「解離以前」の健常人にこのようなアイデンティティへの違和感をずっと持ち続けている人がいる。

本来、解離性の離隔はこの体外型と体内型のふたつの離隔の複合体としてある。症例によってどちらの型が優勢であるかはさまざまであるが、体内型離隔はより身体に拘束されており、体外型離隔は身体の拘束から遊離したあり方として捉えることもできよう。あるいは体内型はあくまで軽度であり、体外型はより重症な離隔とみなすこともできよう。

体外型離隔は二つの私が反転することによって気配過敏と対人症状が構造的に生じるとしたが、では体内型離隔が反転するとどうなるのであろうか。容易に推測がつくように、体内に訳の分からない不気味なものが存在するという感覚が生じる。つまりセネストパチー（体感異常）である。あるいは体の中に異様な「もの」がいるという漠然とした感覚もそれに含まれるかもしれない。しかしこの点については推察の域をでておらず、今後の課題だと思っている。古代ギリシアでは体の中を子宮が動き回るのがヒステリーの原因とされていたが、このような感覚はセネストパチーにも通じているのかもしれない。

†遠隔化と近接化

「存在者としての私」と「眼差しとしての私」について、空間的変容における遠隔化と近接化の観点からさらに詳しく述べてみたい。

遠隔化とは「眼差しとしての私」の意識のあり方であるが、周囲外界の実感がなくなり、遠ざかって感じられる体験である。世界は平面的に見え、生きているものは生彩を欠いたもののように見える。それを見ている私は、私自身を他人のように眼差す「傍観者性」が際立つ、弛緩した「眼差しとしての私」であった。

注意は意識野の中心に向かい、その周辺は欠けたり、ぼんやりと暗くなったりする。魚眼レンズのように中心が大きく鮮明に見えたり、視野狭窄のように周辺視野が欠損したりすることもある。

周囲世界は膜の向こう側へと隔たったものとして体験される。感覚の鮮明さが減弱してゆき、ぼんやりとした表象、夢のようなものへと外界は引き寄せられている。これを知覚の表象化と表現することもできよう。

遠隔化に対して、近接化とは「存在者としての私」の意識のあり方であるが、周囲世界の全体ないしは一部が自分に異様に迫ってくると感じられる体験である。世界は相貌化し、生々しく私に向かってくる。時間・空間的に規定されたこの世界に私は拘束されており、私は「当事者性」から逃避できない、緊張した私としてある。

意識野の辺縁へと注意が向かい、意識野は拡大しているかのように感じられる。ある種の過剰覚醒ともいえ、気配を察知するのに敏感になっている。視野が広くなってしまったと訴える患者もいる。意識の辺縁に気配が相貌化し、表象は知覚へと引き寄せられている。これを表象の知覚化と呼ぶ。

また解離では夢がきわめてリアルで、まるで現実の日常生活のような夢を見ることが多いが、これは「夢が現実へと引き寄せられている」と考えれば、「現実が夢へと引き寄せられている」遠隔化とはちょうど逆であり、近接化の事態ということもできる。

このように解離においては、知覚と表象、現実と夢、自と他、生と死はたがいに引き寄せられている。図3を参考にしていただきたい。もちろん遠隔化と近接化はひとりの人間において分けて体験されるのではなく、混在したものとして現れるのが通常である。そこでは、通常は問題なく区分されている知覚と表象は互いに引き寄せられる形になり、境界

表象	〈遠隔化〉	知覚
夢	←	現実
他者		私
過去（未来）	→	現在
死	〈近接化〉	生

図3　遠隔化と近接化

は変容する。つぎにこの境界の変容について考えてみよう。

†「かげ」の世界——膜、端、境

小学生のときに親戚の寺に泊まったことがある。今でもはっきりと憶えている。和室には窓があって、その障子には庭の木の枝がちらちらと影を落としていた。庭にはたくさんのお墓があった。生来、臆病な私はそのあやしげな影の動きから眼を逸らすことができず、何時間も寝付くことができなかった。

私の眼差しの前には光の世界が広がっている。その背後には光が届かない闇の世界がある。光が途切れるところが意識野の辺縁、端であり、また光と闇の世界を隔てる遮蔽膜、スクリーンがある。

光と闇の捉え方については文化によって大きく異なっている。大雑把にいえば、西洋文化は光の世界と闇の世界がくっきりと区分されているが、東洋、とりわけ日本では、かならずしもそうではない。西郷信綱は『古代人と夢』で、「近代人における基本的対立が内部と外部との対立であるとすれば、古代人における基本的対立は夜と昼との対立——あるいはそれにつながるもろもろの対立——であったことは確かである」と述べている。

本来、日本語の「かげ」という言葉は光に対立する影とともに光という両義性をもっていた。たとえば、「月影」や「火影」が月の光や火の光を意味しているなどである。『岩波古語辞典』によると「かげ」とは、①（日・月・燈火などの）光。②（光によって見える）実際の物の姿。③（水や鏡にうつる）物の姿。④心に思い浮かべる顔形。⑤威光。恩恵。また、故人の名声。⑥遺影。肖像。⑦似せて作った物。模造品。を意味していた。「かげ」とは光のように姿かたちをうつすものであり、それとともに影のようにかたちとしてうつしだされたものでもあった。うつすものであると同時にうつしだされたものであるという点で、光と「かげ」は逆転されうるものであることが注目される。「かげ」という言葉の基底には光と影が交錯し、明滅するさまがあるように思われる。われわれは光と影の交錯をとおして「かたち」あるものを見ている。

遠隔化と近接化では、通常のわれわれの意識では区分されている二項、すなわち知覚と表象、現実と夢、自と他、生と死などは、光と闇のように、たがいに引き寄せられている。しかし単純に連続性が成立するわけでもない。境、膜、端がより前景におしだされ、そこに気配の形象化した「かげ」が顕現する。形象化がすすめば、人影幻視や人物幻視、幽霊幻視などになる。「かげ」はふたつの世界を媒介するものとして現れる。

具体的に見てみよう。たとえば視野ないしは意識野の端に「かげ」がよぎる。内と外を分ける窓の周辺に他者の「かげ」がチラリと見える。窓ガラスには人の「かげ」がちらちら映る。カーテンの背後に誰かがいるようで、その陰に人の「かげ」を感じる。玄関や部屋の扉の向こうに他者の気配を感じ、そこに「かげ」が見えるときがある。

門戸が男性であれば、窓は女性であるといわれるが、これらは共通して家の内と外を分けている境界であり、人の気配を感じやすい領域である。一階と二階をつなぐ階段に人「かげ」がうっすらと立ちのぼる。このように内と外の狭間である窓、扉、階段、玄関に「かげ」は出現しやすい。光と影ないしは内と外の狭間に「かたちなきもの」が「かたち」としてうつる。「かげ」はこのようにスクリーン＝膜＝境界を成立の場としている。

時間的には昼と夜の境である宵の時間帯に不安が高まる。宵から夜になると光ある内部を外の闇が取り囲む。覚醒と睡眠（夢）のあいだである入眠時や出眠時、あるいは浅い夢の状態では、誰かが扉や窓から侵入してくると訴える。

これらの「かげ」は心の中の表象のようでもあり、知覚のようでもある。ふたつの世界にまたがって存在する「かげ」は、この世とあの世、生と死の狭間に存在する霊としてのイメージに結実しやすい。幽明あいわたる境に「かげ」はあらわれる。

まとめてみよう。解離性の空間的変容において出現しやすい「かげ」はふたつの対立する世界、すなわち光と闇、夜と昼、内部と外部、知覚と表象、現実と夢の狭間に、すなわち境、境界、膜、端の領域に顕現する。

†意識変容

これまで意識変容という言葉を何度か使ってきたが、ここで意識障害について簡単に説明しておこう。ふだんわれわれは意識という言葉を使っているが、いざ定義するとなるとなかなかむずかしい。

通常、意識障害は量、質の観点から分類される。量的な意識障害としては意識混濁があげられる。これは意識の清明性、つまり明るさの障害であり、覚醒度の低下を意味する。刺激にまったく反応しない昏睡から、軽度の意識混濁で注意が保たれず、思考のまとまりに欠ける状態、そして清明な覚醒状態までさまざまな段階がある。

質的な意識障害の代表は意識変容である。これは意識混濁に多彩な精神症状が加わったもので、これにはせん妄やもうろう状態、ガンザー症候群、トランス状態などが含まれる。せん妄は老人によくみられ、意識混濁に不安、恐怖、幻覚、興奮などが加わった状態である。もうろう状態やトランス状態などは意識狭窄を伴うことが多い。意識狭窄とは精神現象が現れては去る意識の舞台、あるいは意識の広がり（意識野）が狭くなり、意識が特定の対象にのみ向けられることをいう。ヒステリーでよくみられる視野狭窄という症状は視野の周辺が見えなくなる症状であるが、意識狭窄のひとつの表れであるといえよう。

もうろう状態とは意識狭窄をともない、ぼんやりとした状態が突然に始まり、そしてフッと終わることが特徴である。ガンザー症候群は拘禁者にみられる的外れな応答を主症状とする退行したもうろう状態である。トランス状態とは催眠にかかった状態を思い描くとよい。有名なバリ島のトランスダンスやシャーマンの脱魂（エクスタシー）状態でみられるが、これらは必ずしも病的とはいえない解離である。

以上は意識変容を外から把握する捉え方である。

私は解離の病態を外部の観察者の眼差しではなく、患者自身の体験としてあくまで内から把握したいと思ってきた。もちろん意識変容を内から捉えるには多くの制限がある。記憶や体験自体の曖昧さのために、意識変容時の体験をじゅうぶんに想起してもらうことは困難である。しかし、解離性障害では意識変容が軽度で、体験の想起がある程度可能であることも多く、それによって少しずつ意識変容の構造を理解できるようになってきた。

意識は広い概念であり、認知・運動・記憶・同一性・覚醒度などにわたっている。解離において統合機能の破綻がみられる領域のほとんどに関連しているといってよい。とするならば解離の病態は「意識における統合の破綻」ということもでき、意識障害と密接な関係をもつ。つぎに別の角度から意識について考えてみよう。

†原初の意識

安永浩は、原初の意識ではあらゆるものが主観性をおびて体験されるとした。彼によれば「主観性をおびたもの」は本来無空間的であり、あらゆるところに存在しうる。人形や動物、動くおもちゃに限らず、本来いかなる物体も、花も、壁も。塵の一片でさえも一種の主観をもったものとして、まずは映る。そのうえで、それらのものがどの程度主観性がないもの、つまり物質であるかを見定める、そう安永は論じる。

安永はさらに夢についても重要な指摘をおこなっている。彼は夢の意識（意識障害）の構造的特徴として次の三つをあげている。②③の記述は、結局①の「パターン分極の意味が減ずること」の説明になっている。

①「無」性の脱落。パターン分極の意味が減ずること。
② 表象の知覚化や表象⇅知覚の循環閉回路。
③ 彼我未分・異体同魂的性格、つまり「距離があってしかも対象と同体である」性格。

夢空間において自分はココにもアソコにも在り、ぼんやりと私（の身体）の延長、「主体の拡散」という趣があり、そこでは覚醒空間にみられるような凜然たる「無」性がない。「無」性とは自と他、表象と知覚、全体と部分、統合と差異などの『パターン』を分極する要因である。この「無」性が機能せず分極が曖昧になると、これらの二項は互いに引き寄せられ近づくことになる。『パターン』は安永理論の重要なキーワードであり、興味のある方は『精神の幾何学』など安永の著作にぜひ直接あたっていただきたい。

ベルクソンは次のように言っている。「夢の状態は……われわれの正常な状態の基層として現れるだろう。夢は眼覚めている状態に付け加えられるものではない。夢の生という拡散した心的な生を限定し、集中し、緊張させることによって得られるのが眼覚めている状態である。」安永もベルクソンも、ともに夢を「主体の拡散」によって特徴づけられる状態として捉えている。ベルクソンは緊張、選択・排除、集中、意志などが、安永は凜然たる「無」性がそこに重なると覚醒が成立すると捉えている。

われわれは、通常の覚醒状態ではこのような原初の意識を直接に経験することはないが、ときにそのような世界を垣間見ることがある。夢はつねに睡眠中の体験の想起として現れ、「今・ここ」での知覚のように直接的にわれわれが体験することはないが、それと同じように、われわれは原初の意識をかつて体験したことのある遠い過去のように感じている。生活のふとしたときに感じられる一過性の夢のような世界である。原初の意識はこのように夢見と連続した構造をもっており、夢の体験からそれよりも覚醒度の高い原始の意識まで、これらをあらためて原初の意識と呼ぶ。

解離の病態ではこの原初の意識と構造的に共通した体験がみられることが多い。第二章でもみたように、解離の素質をもつ人々にとって、私はどこにでも遍在的に位置づけられる。彼女ら（彼ら）は原初の意識を一般の人より頻繁にそして深く体験するのである。

†自分の姿が見える——自己像視

空間的変容において、ときに「眼差しとしての私」の前に「存在者としての私」の自己像が現れる。とりわけ多いのは自分の後頭部や後ろ姿がぼんやりと見えるような場合である。患者は「自分から離れた位置からボーッと自分の姿が見える。見えるというか浮かんでくる。夢のようだ」という。また自分の姿が外界空間にぼんやりと浮かぶことがある。

このような体験について、安永は意識障害に関連が深いとはやくから指摘し、「自我の分身は『自』極（まなざす目）の前方に位置している」と述べている。もちろん前方といっても、要は「背後の見えない空間ではない」ということであり、上でも横でもありうる。

これはたとえば、「行動している私を、別の私がどこかで見ている」というような形で表現される。これは自意識のつよい健康人において、比喩的な表現として珍しくないものであるが、これはある特殊心理状態においてはほとんど実体的な幻視の域に達する。すなわち「自」極は自己の身体からはなれ（いわゆる out-of-the-body experience）、さながらまなざす目だけ、という霊的存在になり、身体をそなえ、行動さえしている具体的な自分の姿をありありと見る。これはたとえば異常な疲労状態や、パニックの瞬間、熱病にかかったとき、その他種々の疾患に関連して一過性に起り得るが、健康人の夜の「夢」においても、この形に近くなっているのがむしろ普通である。

この現象は「自」→「他」の行動図式の中間に、自己身体心像が挿入されている、という正常構造から移行するものであって、分裂病よりはむしろ意識障害との関連が深い。

（安永浩『分裂病の論理学的精神病理』傍点、安永浩）

解離性障害にみられる自己像視もまた、おおむね「自我の分身は『自』極（まなざす目）の前方に位置している」といってよい。ここでは「自分の姿が見える」という自己像視についてさらに説明したい。

†自己像視の分類

表象幻視は、第三章でもふれたように、自分が作りだしているという意識を保ちながら、頭の中ないしは眼前に表象があたかも知覚的性質を伴って浮かぶ体験である。表象幻視はその内容によって記憶表象幻視や空想表象幻視などさまざまに分類されるが、そこに自己像が出現することはすでに指摘した。

ときどき子供の時の記憶が映像のように動いて見える。映像の中に人をいじめて悪いことをしている子どもの頃の自分がいる。色彩があって音も聴こえる。それを見ているちょっと大人の自分がいる。その自分は子どもの頃の自分の行動を止めようとしている。そしてさらに、その全体を見ている現在の自分がいる。前はよく子どものときの自分に入り込んでいた。そのときは横を見ると当時の友人の姿が見えた。視野は三六〇度開けていた。そのうちにちょっと大人の自分になる。さらに現在の自分になって我に返る。現在の自分に近づくほど俯瞰的に見ている感じです。子どもの頃の自分は、ちょっと大人の自分には気がつかない。ちょっと大人の自分は、現在の自分には気がつかない。最近、中間のちょっと大人の自分がいなくなった。それ以来、視野がすごく狭くて、目の前に喧嘩しているシーンだけが見える。そのときは真っ暗な空間にスポットライトが当たって、そこに子どもの頃の自分が浮かんでいるのが見える。　（四十三歳、男性）

この症例は示唆するところが多い。眼の前に浮かび上がる幼少時の自分の姿、それを「眼差しとしての私」の意識状態によって視野あるいは意識野の広がりが異なってくるのである。

「眼差しとしての私」の意識が覚醒状態に近いとき、幼少時の自分の姿がスポットライトに照らされたように狭窄した意識野に現れる。「眼差しとしての私」の意識が変容し、幼少時の私にあたかも引き寄せられていくにつれて視野が大きくなり、さらにそれに融合することにより意識野は一挙に拡大する。「解離以前」で指摘した夢中自己像視を想い出していただきたい。この男性がいうところは、夢中自己像視における自己像への没入とほぼ等しい。つまり、彼の表象幻視は夢の体験に類似した意識変容と考えられる。

現代の自己像視の分類は、自分は身体の位置にあって外界空間に出現する自己像を見る「外界出現型自己像視」、体から離れたところに自分が位置し、そこから自分の姿を見る「体外離脱型自己像視」、これらの両方を体験する曖昧な「中間型自己像視」の三つに分類することができる。

私は解離の臨床経験から、「外界出現型自己像視」と「体外離脱型自己像視」に加えて「表象幻視型自己像視」の三つの類型を考えている。そして「外界出現型自己像視」や「体外離脱型自己像視」は「表象幻視型自己像視」に由来するものと捉えている。つまり、「表象幻視型自己像視」が外空間定位を獲得するまで幻覚化した場合が「外界出現型自己像視」であり、「表象幻視型自己像視」に身体遊離感を伴ったものが「体外離脱型自己像視」に相当すると捉えている。これらはたがいに移行可能であり、その中間形態も多いものと考えている。したがって「中間型自己像視」はあえて類型のひとつとはしない。

†夢中自己像視

離人症は夢のなかではみられないといわれる。しかし、離人症がシュタインバーグのように体外離脱体験を含むならば、かならずしも話はそう単純ではない。

通常、われわれは「夢を見ている私」と「夢の中に登場する私」を同一の存在として感じており、そのふたつが分離していることは稀である。

第二章で紹介した夢中自己像視では、自分自身の姿が目の前に客体として見え、夢みる私はそれを俯瞰的位置から眼差している。目の前に見える私は現在の私であったり、幼少時の私であったりする。まるで自分が出演するビデオや映画の映像を観ているようだと報告する者もいる。比較的多いのは、誰かに追いかけられて走って逃げている自分の姿や、崖やビルから飛び降りる自分を見ているという夢である。その他、幼少時に友達と遊んでいる自分を見る夢もある。

ときにその夢のなかの自分に入り込み、その自分の視点から夢の空間を見わたすこともある。また最初から視点が二重性を帯び、どちらの視点ともいえない夢を見ていたと報告する者もいる。このような夢中自己像視は一般の健康人においてもしばしばみられるが、解離性障害の患者において圧倒的に高頻度であり、かつはっきりしている。

一般に夢体験はそもそも覚醒したときに夢として想起するものである。本来、夢の想起には覚醒と夢、現在と過去、観察者と当事者といった対立的関係が含まれている。通常、われわれは覚醒した現在にあって、夢を見ていたという体験を過去の対象として認識しつつ想起するのである。そこでは夢の当事者としての私の体験を、覚醒時の私が振り返るのである。われわれは覚醒している現在、夢を過去のものとして対象化する観察者であり、夢の当事者にはならない。

しかし、夢中自己像視では、まるで覚醒と夢との関係全体が夢体験の中に引き込まれてしまったかのようである。夢中自己像視では、通常は覚醒時に想起される夢表象が、同じ時間・空間のなかで夢見る私によって観察者の視点で眼差されるのである。

これは夢のなかで覚醒している状態であるともいえよう。先ほどの四十三歳の男性の症例を想い出してほしい。彼の場合、表象に没入して三六〇度開けていた視野は、覚醒に近づくにしたがって自己像を前方に俯瞰的に見るような視点になっていた。つまり夢に覚醒的要素が混入しているかのようである。解離の病態では、このような異なった水準の要素が意識に混入していることが多くみられる。

†解離性意識変容の構造

解離性離隔、表象幻視、夢中自己像視を検討すると、これら三つの体験には共通した構造が浮かび上がってくる。

解離性離隔では、身体から遊離した精神としての私である「眼差しとしての私」が、身体としての私である「存在者としての私」を眼差す。そして私はときに「存在者としての私」に交代する。

表象幻視では、私は通常の身体感覚を保持している。そこに現れる自己像は主に表象空間、つまり頭の中に見えると表現され、ときに眼前の外的空間に立ち現れる。そして私はときに自己像へと没入する。

夢中自己像視では、身体性の定かではない夢見る私が夢空間に現れる自己像を眼差している。ここでも私は自己像へとときに融合する。

これら三つの体験において共通しているのは、世界を眼差しとしての私と、その前方に位置する自己像の出現である。いわば、私は二つの私に分離している。そしてときに私は自己像へ没入する。これが解離に特徴的な構造である。

ここで指摘した二つの私は、第二章でふれた観察者視点と当事者視点とも関係している。俯瞰的位置から自己像をみるパースペクティヴは観察者視点と呼ばれ、それに対して通常のわれわれのパースペクティヴは当事者視点といわれる。

ドイツの代表的な精神病理学者であるブランケンブルクはヒステリー性の人格障害において視点（パースペクティヴ）が多様な過剰性をもつと指摘している。彼らはさまざまな可能な視点の多様性に身を委ねるしかなくなり、ついにはその状況において必要なひとつの視点を選択し、決断する能力を失ってしまうことが起こりうるとしている。このことは解離の病態における視点についてもあてはまる。

解離性障害では、当事者視点から容易に離れて観察者視点へと傾きやすい点にわれわれは注目する。この点は解離性離隔や体外離脱体験、さらには夢中自己像視にみられるとおりである。ある患者は「記憶は、しばらくたつと外から、たいていの場合、背後の視点からの記憶になってしまいます。それは物心ついたときからそうなんです」と報告する。

このように当事者視点の記憶表象は観察者視点からの記憶表象として再構成されたものになりやすい。夢中自己像視はそれが覚醒時の夢の想起であることを考慮すると、このような観察者視点での夢の再構成が関与している可能性が示唆される。

われわれは通常の覚醒状態では当事者視点で世界を眼差している。しかし一方で、意識の前景に現れることはないが、どこかで観察者視点から世界を認識している。通常、これらのふたつの視点は当事者視点を中心に統合されており、そのことにより日常の行動が円滑に流れていく。俯瞰的な眼差しである観察者視点は、決して外部から自分を観察するという意味で客観的な視点を意味するものではない。観察者視点といえども決してひとつではなく、あらゆる方向からの想像的視点でもある。

解離の病態においては、当事者視点と観察者視点といった二つのパースペクティヴが統合されず、分離し、それぞれが想像的に変容する傾向がある。

観察者視点は自己身体を含む現実世界からの離脱、逃避、解放、再生、上方遊離などの属性を伴い、「現実から離れ、彼岸や空想へと向かうことを求める願望」がみられる。それに対して当事者視点は、現実に対する幻滅、空虚、嫌悪、恥、罪、死によって染め上げられており、「地に縛り付けられたような現実に対する絶望的認識」が窺われる。このことは成因論や治療論において重要な意味を持っている。

第五章　外傷体験は解離にどのような影響を与えるか

新聞紙上でも虐待や養育放棄（ネグレクト）の報道はこの数年増加している。多くの解離症例が虐待などの外傷体験を訴えることは事実であり、これらが解離の原因であると主張されることも多い。一般に周囲環境から個体への圧力や刺激をストレスないしは外傷といい、外傷はストレスの激しいものということもできる。

ストレスや外傷はさまざまに分類することができる。精神科医の岡野憲一郎は、個人が受ける知覚的ないしは情緒的な刺激の量が極端に大きい場合もそれが極端に少ないか欠如している状態もいずれも外傷的な体験になるとし、刺激の過剰による外傷を陽性外傷、刺激の過小による外傷を陰性外傷と呼んでいる。また、慢性的に持続する場合もあれば、その激しさのため一回の打撃で生体の適応破綻が生じる場合もある。さらに精神的な意味のストレスから身体的な物質的な次元のストレスまでさまざまである。

外傷体験による影響を考える場合、ストレスや外傷を受ける個体側の要因も看過できない。同じ出来事によっても大きく影響を受ける者もいれば、それをさほどたいした衝撃と感じない者もいる。解離における外傷を考える際、外傷のみをとりあげることはできないし、同様に個体側の要因のみに注目することもまた許されないであろう。

解離性障害と幼児期の性的外傷、虐待、養育放棄との関連はすでに多くの報告があるが、それに比して、素因あるいは脆弱性について語られることは少ない。解離性障害における外傷問題は基本的にこのように外（＝外傷）と内（＝素因）の絡み合いといった全体で捉える必要がある。

†解離と虐待

アメリカで子どもへの虐待が社会の表舞台に登場してきたのは一九六〇年代であり、その火付け役となったのはケンぺらの被虐待児症候群（The battered-child syndrome）という論文である。当時は不当な差別や抑圧に対して泣き寝入りはしない、という意識が高まってきた時期である。

一九六三年から六七年までの五年間でアメリカ全州に虐待通報制度が導入され、幼児虐待の実態が把握されるようになった。七〇年代にはフェミニストの運動が高まり、彼女たちは性的虐待の原因が家父長制にあると主張した。一九七四年には児童虐待防止法が制定され、連邦の特別基金を州に与えることが定められ、通報が義務づけられる専門家の範囲と通報されるべき状態の範囲が拡大した。

一九八〇年頃から北米で解離性障害が注目され、それと同時にそれまでほとんどみられなかった解離と幼少時外傷との関連についての報告が始まった。以来、性的外傷、身体的虐待、養育放棄など多くの外傷体験が解離と結びついているという報告がなされるようになった。

性的虐待はよりいっそう注目されるようになり、一九八〇年から八六年の間に性的虐待の報告は三倍以上にも増加し、他の虐待に比して格段に高い増加率となっている。さらに一九九四年、連邦議会はメーガン法を制定し、性犯罪者の監視による性犯罪の再発予防へと虐待対策を強化した。

一方で、一九八〇年代後半から幼児虐待対策に抗議する反対運動、いわゆる揺り戻しがみられるようになった。「実証されない通報」の割合が増加したことも原因の一つと想定されている。一九八八年、ミネソタ州ジョーダンでの集団性的虐待の裁判事件、一九八三年、マクマーティン保育園の性的虐待の裁判事件などを通して、一九九二年には偽記憶症候群財団（False Memory Syndrome Foundation FMSF）が設立された。

日本では一九七三年にコインロッカーへの乳児死体遺棄が社会的問題となった。七九年の国際児童年には、養護施設に入所している全児童を対象に虐待を含む養育者による人権侵害について調査がなされている。しかし、実際に幼児虐待が頻繁にとりあげられるようになったのは九〇年代になってからである。全国の児童相談所に寄せられた虐待に関する相談件数は九〇年には約一〇〇〇件であったが、九八年から急に増加し始め、二〇〇二年には約二万四〇〇〇件に、さらに二〇〇五年には約三万四〇〇〇件にまで増加した。今後、日本においても虐待はますます深刻になることが予想される。

†家族内外傷と家族外外傷

次に解離性障害と外傷体験の関連についてわれわれの経験の概略を述べてみたい。まず解離性障害にみられる外傷体験を、家族の内での外傷（intrafamilial trauma）と、家族の外での外傷（extrafamilial trauma）とに分ける。家族内外傷は乳児期から連続して患者を取り巻く環境側の要因で起こり、外傷を引き起こす者が家族の一員である場合である。家族外外傷は外傷を引き起こす者が家族以外の他者である場合である。解離性障害と診断された四十二名を対象とした。

家族内外傷で多いのは両親の不仲であり、症例全体の約六割にみられた。そのうち約半数の三割で両親が離婚している。両親の不仲や離婚のために、患者にとって安心できる居場所がなんらかの緊張や攻撃性を孕むことになる。それが周囲の他者との関係における疎外感や孤立感、さらには不信感へと発展する可能性をもたらす。親からの虐待は約三割に、母親との一時的な分離体験や親のアルコール症はそれぞれ約二割にみられた。

家族外の外傷については、学校での持続的ないじめを約六割の患者が経験している。性的外傷体験については全体の約三割にみられたが、そのうち兄や父親など近親者によるものは三〇％であり、七〇％は家族外の者からの外傷体験であった。北米では性的外傷体験が解離性同一性障害の七〜八割、ときにそれ以上にみられたとする報告が多い。もちろん性的外傷体験の重要性は否定できないが、私の経験ではここまで割合は高くない。日本では北米に比較して性的外傷体験は少ないことは確かであろう。

交通事故は外傷後ストレス障害（ＰＴＳＤ）の原因として比較的多く指摘されるが、解離性障害の外傷としてとりあげられることはあまりない。われわれの経験では約二割に交通事故がみられ、意外に多いという印象がある。交通事故ののちに解離が発症するというケースもあり、解離と交通事故との関連はもっと注目されてよいだろう。

自傷傾向や自殺企図が反復してみられる患者群二十三名をここでは自傷群と呼んで、非自傷群十九名と比較してみた。

すると両親の不仲が自傷群の約八割にみられたのに対し、非自傷群では約四割であった。

また両親の離婚は自傷群では約四割であったが、非自傷群では二割弱であった。さらには親からの虐待は自傷群では約四割であるのに対して、非自傷群では二割であった。このように両親の不仲や離婚、虐待など、家族という場の影響が大きく自傷傾向に影響を与えていることがわかる。

性的外傷体験については、レイプなど家族外の者からの虐待が自傷群では約三割五分であり、非自傷群では約二割とそれほど大きな差はなかった。また家族内の性的外傷体験はほとんどなかった。

学校での持続的なイジメの経験が自傷群では七割と、非自傷群の約四割に対して多かったことが注目される。親のアルコール症や母子分離、交通事故、暴力などは自傷群と非自傷群で差はほとんどなかった。

結局、これらのうち統計学的有意差があったのは「両親の不仲」のみであったが、両親の離婚、親からの虐待、学校でのいじめの影響も無視することはできないであろう。ウィーンの精神科医であるプラッターらは非行少年に解離と外傷体験が多いことに注目し、病的解離は幼児期の家族内外傷と有意な相関がみられたが家族外外傷とははっきりとした相関を示さなかったとして、家族内外傷の重要性を強調している。われわれも家族内外傷の重要性を認めるが、次に別の観点から心の傷についてみてみよう。

†安心できる場の喪失

以上のように解離性障害の生育歴に多くみられ、かつ自傷傾向を促進させる傾向をもつ外傷体験としては、家族内外傷では両親の不仲、離婚であり、親からの虐待があげられる。また家族外外傷では学校でのいじめが注目される。

これらはPTSDにみられる戦争体験、自然災害、犯罪被害、事故、性暴力と比較すると心の傷という点では共通しているが、外傷の性質が異なっていることがわかる。解離性障害の外傷として特徴的なことは、それらが共通して「安心していられる居場所の喪失」に結びついていることである。本来、そこにしかいられないような場所で、逃避することもできないような状況に立たされ、きわめて不快な圧力や刺激が反復して加えられること。このような場の状況が解離を発生させ、増悪させるのである。

このような状況をもたらす加害者の多くが、親や同級生など、同時に愛着対象として患者が親密さを求める対象でもある。愛着関係における外傷を愛着外傷（attachment trauma）という。愛着外傷を受けた人は著しい苦痛のために安全感を得ようとして他者と親密な関係になろうとする。しかし愛着外傷のために対象に接近することにも不安や恐怖を感じる。つまり自分を傷つけた対象がほんらい自分を癒す存在でもあったために、彼女たち（彼ら）は自分が受けた傷を他者との関係で癒すことができない。発達心理学の領域では愛着外傷と解離性障害との関係が注目されている。

現実の居場所の喪失、逃避不能性、愛着の裏切り、孤独、現実への絶望。これらは解離性障害の患者の多くが子ども時代に受けたと推定される傷である。その一方で、これら現実の傷とまったく対極に位置するところの空想への逃避や没入、それによる愛着欲求の満足、孤独の癒しなどといった世界がある。

†空想傾向

解離性障害の患者は小児期にさまざまな不思議な体験をしている。彼らはそのような体験が誰にでもある普通のことと思っていたり、それを言ったために人に違和感をもたれたり、あるいはそのような体験について人に言わないように親から釘を刺されたりしていることが多い。そのためにあえて他者に相談することはほとんどない。

しかし、治療者が面接で小児期のさまざまな体験について具体的に訊ねてみると、意外に患者は報告してくれる。これらの体験は外傷を受ける個体側の特性を考えるうえで重要な意味を持っている。

米国の心理学者ウィルソンとバーバーは催眠感受性の研究で偶然に「空想傾向（fantasyproneness)」をみつけ、高度に催眠に罹りやすい群は空想に広く、そして深く没入する傾向があることを観察した。

彼らによると、空想傾向の強い人は人口の約四%にみられ、幼少時からイメージや空想の世界で生活しており、事実と空想を混同してしまう傾向がある。また五感のすべてにおいて幻覚的強度をもつほどの空想を経験しており、空想の記憶と実際に体験したことの記憶を混同する傾向があるといわれる。多くは遊んでいた人形や動物の玩具が実際に生きており、独自の人格を持っていると信じていた。小さな妖精や守護天使、樹木の精、精霊、幽霊などが実在しているものと信じ、想像上の友人と遊び、ときに実在の人や動物のようにはっきりと見、聴き、触れたと報告する。また多くのものが実際に精霊や幽霊に出会ったと報告する。ウィルソンらは空想傾向に導く因子として、孤独状況や困難でストレスの多い環境(虐待、親の精神疾患、養育放棄)からの逃避などを指摘している。

本来そこにしかいられないような場所で、逃避することもできない状況に立たされ、不快な圧力や刺激が反復して加えられること、安心できる居場所が与えられないこと、私はこれらが解離を引き起こしやすい外傷の一つと先に述べた。そのような状況では、人はときに現実に立っている場所から離脱し逃避する傾向を育む。その一つのあり方がウィルソンらの空想傾向であろう。

私は解離の患者の多くがここでとりあげた空想傾向をもっていると思う。このような空想傾向は催眠感受性よりも虐待歴や解離傾向に結びついていると考える研究者もいる。

†小児期の体験

次にウィルソンらの空想傾向には記載されていないが、解離性障害の患者の多くが小児期にあったと振り返る体験について述べてみたい。これらの小児期の体験の大部分は解離性障害の発症後に認められる症状と類似しているが、日常生活に支障をきたすほどの程度ではなく、体験発現がそのまま解離性障害の発症を意味しないことに注意していただきたい。

本書では解離性障害を従来のヒステリーの一部としてとりだし、転換性障害を考察の対象からはずしているが、転換性障害でも小児期からこのような体験をしていることは意外に多く、転換性障害の診断に際して参考になることがある。

私自身のデータについて報告したい。まず離人体験は約六割に認められた頻度の高い体験である。この体験は物心ついたときからあったといわれることが多く、患者に聴いてみると意外に多いことがわかる。それとの関連が指摘されてきたデジャヴュもほぼ同程度にみられた。そもそもデジャヴュは離人症と近縁の体験であるとされており、同程度にみられたことは興味深い。すでにふれた夢中自己像視も半数以上に幼少時からみられた頻度の高い体験である。

被注察感や他者の気配がするなどといった気配過敏は四、五割が幼少時から経験していた。幽霊や人影、影などの幻視、幻聴も多い。もちろん幻視、幻聴などといっても軽微なものであり、それによって日常生活に支障をきたすことはない。

解離の患者に「小さい時から変わったことを体験していない?」と訊くと、「私、小さい頃から幽霊を見ている」と告白してくれる。そういったときには私は「ふーん、夢見がちなのかな」「まれな能力をもっているね」などと対応することが多い。

約三割に表象幻視がみられた。これはすでに説明したように、空想的表象が頭のなかや目の前にありありと映像のように浮かぶことである。これに密接な関連がある体験として想像上の友人や持続的空想などがあり、同様に約三割に認められた。

これらの体験について従来ほとんど報告されることはなかったが、幼少時における彼女たち(彼ら)の主観的世界について多くの情報を与えてくれる。われわれが指摘した小児期の体験はウィルソンらの空想傾向と一部分重なりながらも、それよりも範囲は広い領域にわたっている。空想傾向がある種の願望的でファンタスティックな色彩を持っているのに対して、われわれの小児期の体験には気配過敏のような恐怖や怯えが含まれている。

確かに空想傾向や離人体験は外傷に対する逃げ場ないしは防衛的対処活動とみえなくもないし、小児期体験にみられる気配過敏は、漠然とした不安や外傷の影響と考えることもできよう。その意味で空想傾向やわれわれの小児期の体験を外傷の結果ととらえることも可能であろう。

しかし、必ずしもそのように断定することはできない。外傷を受ける以前の幼少期から、彼女たち（彼ら）は知覚をあたかも表象であるかのように、また逆に表象を知覚であるかのごとくありありと感じる傾向があったのかもしれない。またそうであればこそ、外傷を一見なんでもないかのようにすんなりと乗り越えてしまったり、空想の世界に容易に没入したりするのかもしれない。活発な空想や表象能力、表象・知覚の混同傾向などと外傷のいずれが時間的に先行しているかは簡単には決めることができない。

ときにこのような能力を、国語の作文能力や音楽や美術、演劇などの領域で活動的に振舞ってきた患者の生育歴にうかがうことができる。次に代表的な症例をあげてみよう。

小学生のときから離人症状はあった。皆が集まっているところで自分は存在していないんじゃないかと感じていた。自分は、他人と違って偽者というか、存在しないものだった。自分という実体を確認できなかった。何を言っているのかはわからないけれど、ずーっと男の人が低い声でブツブツつぶやいているのが頭の中から聞こえていた。幾何学模様などの視覚的イメージが動きを伴って、目の前にはっきりと見えていた。小さい時から、自分が暗闇の中で右手を持たれて、吊り下げられている画像が見えていた。いつもそれがカラーでパッと浮かんでくる。中学二年一学期の終わりから半年間、不登校状態だった。自分は個性的だった。自分が感じていることは人とは違っているんです。皆と違っていることが原因でマイノリティ（としての価値）を否定された。高校生時代も休みがちだった。既視感がしょっちゅうあった。皆誰でもそういう体験はあるものだと思っていた。会話をしていて、このようなことは台本に書いてあるといった感じがしていた。音楽を聞くと全部五感が働く（共感覚）。ドビッシーの音楽を聞くと薄紫色のカーテンがゆれている感じがする。音楽を聞くと嗅覚も働く。こういうことはずっと昔からあった。

（三十歳、女性）

この女性には幼少時から離人症状、幻声、表象幻視、既視感、共感覚などさまざまな体験があった。そのため自分は人とは異なっていると漠然と感じていた。そのことのために友人関係で傷ついたこともある。なお彼女には小学校低学年で性的外傷体験がある。

†持続的空想

解離の患者は幼少時から活発な空想活動をしていることが多く、多くの時間を空想のために使っている。主人公が自分であることもあれば、ほぼ同年齢の同性の子どもであることも多い。人物像は詳細に設定され、物語は具体的かつ数カ月間持続的に進行してゆく。かなり具体的にありありと眼に見えるように空想しており、それもどんどん勝手に進行していくようだという。

このようにみると持続的空想は想像上の友人や表象幻視ときわめて近縁の体験であることがわかる。先にみたように小児期からそれらがみられる頻度がほぼ等しいことも興味深い。

小学校五、六年からずっと持続的に空想している物語がある。主人公はハルカちゃんで、彼女の成長物語を空想するんです。ハルカちゃんは目の前でいとこが二人誘拐されてしまったんです。一人は行方不明になって、一人は強姦されてゴミ箱に捨てられたんです。ハルカちゃんは最初の恋人を拳銃で撃たれて殺されたんです。ハルカちゃんの成長物語が終わると、こんどはカオルくんの成長物語をずっと空想していくんです。

映画館にいるように自分の想像した映像が見える。小さいときから自分で物語を作って、それを映像で見ていた。自分で映画を作っていた感じです。主人公は憧れの女の子で、彼女が成長していく過程の物語を作るんです。その子が事件を巻き起こして大騒ぎをするんですが、彼女は街中の人気者なんです。

（二十二歳、女性）

（三十二歳、女性）

彼女たちの空想能力は概して活発である。学校では国語や美術の成績が優秀であることが多く、とりわけ作文や詩、絵画において秀逸な作品を仕上げる。それらの作品を仕上げるのにあまり苦労はなく、頭に浮かぶ空想・表象をそのまま文字や画にうつしかえるだけである。

私は面接で「キミは国語が得意でしょ」というと、患者は「そうです。どうしてわかるんですか」と嬉しそうにいう。そこで「作文なんかはどうかな」というと、にこにこしながら「賞をもらったことがあるんです」などと返ってくることが多い。そんなとき私は「キミたちはけっこう才能あるんだよね」などとそっとつぶやく。

†想像上の友人

想像上の友人（imaginary companion　以下ICと略す）とは、幼少時に対話したり遊んだりする、生き生きとした感情を持った想像上の友人である。目に見えるなどの明らかな対象性はもっておらず、現実と混同されることもなく、小児の支配下にあることが多い。それでいて小児にとってはなんらかの実在性をもっているとされる。

一般人の二〇〜三〇％にみられ、一人っ子か第一子の女性に多いとされる。八〜一二歳の間にはかなり少なくなってしまう。ICは名前をもつことが多く、ある程度の人格性や歴史性をもっている。たいていは同性であり、年齢的には同じであるか、すこし上である。ICをもつ子どもは夢や空想が生き生きとしており、それらに没入する傾向がある。空想傾向に似ている。

ICの周辺にはヌイグルミや人形などの物体を擬人化して、それらと対話するといった行動もあり、それをICに含める研究者もいる。このことからもICは「私と同じような生命と人格をもった存在」という点で幼少時のアニミズム心性と関連している。

解離性同一性障害の患者では約六〇％の患者にICがみられたという報告があるが、これは一般の二倍の頻度である。私自身の経験でもほぼこれと同じ頻度の結果を得ている。

その際、ICの数は通常の一、二人よりも多く平均六人程度であり、思春期や青年期まで持続することが多いといわれる。ICが自律性を獲得すると、その性質は攻撃的となり、患者の願望に対抗して行動することもある。

私は幼稚園の時に存在しない子と遊んでいた。いつも夕方になるとブランコで遊んでいた男の子がいた。唯一の友達だった。彼が途中でいなくなってしまったと思っていた。大人にその子がどこに行ったのかと聞いても、「そんな子はいなかった」と言われる。たぶん私と同じ次元から来た子だったと思う。その子は唯一「私と同類かもしれない」と思った人でした。その子といるときだけは子どもの役を演じなくても話ができた。小さいときから、家庭は決して自分の居場所ではなかった。常に自分はどこにいても浮いてしまう。彼もきっと同じ考えをもつ人間だった。今でも不思議に思うことは、彼と遊んでいるとき私たちの周りには何も存在していなかったことです。（二十二歳、女性）

感受性が豊かな解離性同一性障害の女性がICについて語った言葉である。ICが「私と同じような存在」としてありありと出現し、それが疎外感や孤独感を癒す役割をもっていることがよくわかる。ICである彼は目に見える対象性を獲得しているようでもあるが、同時に幻想的な表象のなかの存在のようでもあった。

彌永信美《いやながのぶみ》によれば、グノーシス主義の救済において再会する「真実の自己」は、「友」「兄弟」「双子」「伴侶」「光の処女」「天使」「似姿」「天の衣」「聖霊」などのイメージによって具体化され、より抽象的に「配偶者《シュジュゴス》」とも表現される。この「対象としての自己」はわれわれの外側にあるとともに、われわれの内側にあるという。このような「配偶者《シュジュゴス》」に出会う時、人ははじめて自分がなにものであるかを知る。このことをグノーシス派の人々はシュジュギアー（合一）と呼び、このような存在者としての自己を知ることをグノーシスと呼び、これこそが救済であるという。

ＩＣが小児の自律性の発達や自我の統合を支持し、自我理想を実現し、孤独感や拒否感を救い、退行や症状形成を回避させるという可能性についてはしばしば指摘されており、小児期においてＩＣが「配偶者《シュジュゴス》」の役割をとりうることはじゅうぶんに考えられる。

解離の病態では、成人になってもＩＣに類似した存在を、天使、妖精、聖霊、友など眼に見える姿として、あるいはありありとした気配として感じているケースにしばしば遭遇する。そのような場合には、ＩＣとの別れには強く抵抗を示すことに注意しなくてはいけない。必要なことはこのようなＩＣとの対話を通して、彼らとの関係を「配偶者《シュジュゴス》」との出会いとし、自己を知るチャンスとすることにあるであろう。

表象の並列化

解離の特徴の一つに表象の並列化がある。これは「空想や記憶、夢などといったさまざまな表象が質的差異を失って同質的な表象になる」という解離の基本的病理の一つである。たとえば、記憶表象どうしではそれらの時間的な位置づけがわからなくなり、遠い過去のことなのか最近のことなのか判然としなくなる。記憶表象と夢（あるいは空想）表象の並列化が生じると、現実に起こったことなのか夢で見たことなのかはっきりと区別できなくなる。

デジャヴュのとき、人は「この状況（情景）はどこかで経験したことがあるような気がしてしようがない。ただ、それが夢（あるいは空想）だったのか、現実に体験したことなのかわからない」と感じることがあるが、ここにも表象の並列化は軽度ではあるが認められ、デジャヴュと解離の近縁性を思わせる。症例をあげてみよう。

ついさっきの頭の中での考えや自分の身体が、まるでもう遠くの過去のような、夢を見ていたかのような感じがする。ついさっきのことなのに遠い過去と区別がつかない。

（三十歳、女性）

この女性にとってついさっきのことも、昨日も、そしてはるか昔も一枚の写真としては同じである。それぞれの表象は時間的な距離感がわからず、同じ平面に並んでいるという。

私にとって、ついさっきのことも、昨日のことも、十年前のこともあまり差はありません。現実に起こったことなのか、夢で経験したことなのか、ただ空想していただけのことなのかの区別もはっきりとつかないんです。ただ雑然と過去の出来事がばらばらと机の上に散らかっている。現実はいっぱいある世界のひとつ。夢や現実、過去、空想が並列関係にある。　　　（二十五歳、女性）

この症例も近い過去と遠い過去の記憶表象、さらに夢や空想などの表象は同じ平面に並列的に位置づけられ、質的差異は消滅しかかっている。

現実に起こったということ、それが事実だということ。このような「事実性の判断」もまた影響を受ける。つい先ほど目の当たりに見た出来事も遥か昔の記憶のように感じてしまう。あるいは夢や空想とも区別困難な表象となってしまう。そのために出来事が現実に起こったことなのか、夢なのか、空想なのかがわからなくなる。

もちろん、ただ表象が遠くなったり、事実性が希薄になったりするだけではない。逆に、夢や空想も実際に起こった事実であるかのように混同したり、遠い過去の出来事が「いま・ここ」に向かって甦ったりすることもある。

性的外傷にまつわる事実と空想の問題は、百年以上前のフロイトやジャネの時代から続いている。フロイトはヒステリーの原因として当初、小児期の性的外傷説の立場をとっていた。その後、性的外傷体験は現実に起こった事実ではなく空想に過ぎないと考え、それを心的現実と考えるようになった。それが近年ではふたたび性的外傷や虐待の現実が問題になっていることはすでにみた。

このような想像と現実の問題は、解離ヒステリーの「表象の並列化」という病理のゆえに構造的に起こってくる問題である。解離の患者は外傷体験を語り、自分がその犠牲者であるという物語を報告する。もちろんそれが事実であることが多いのだが、ときにそれが空想にもとづいたものであることも無視することはできない。

ある患者は解離の治療過程において、「昔からひどく虐待された」と激しく両親を攻撃した。両親には思い当たるふしはなく、どうしてそういうことを言われるのかまったくわからなかった。しかし回復してから彼女は「どうしてあんなことを言っていたのかわからない」と述べるに至った。解離傾向のあるものにとって、自分の過去さえも変容するのである。

一九八八年にワシントン州で起こったポール・イングラムの事件がある。性的虐待で娘に告発された父親が、告発されたおりに娘の性的虐待を「想起」し、さらには悪魔崇拝の儀式までも「想起」していった事件である。この事件では父親もその娘も解離傾向を持っていたと思われる。彼らには「表象の並列化」とともに、そのような表象への深い没入傾向が推定される。表象の並列化とは遠近法的視点の成立の困難さを示唆している。つまり、そこでは「私」もまた同一性がゆらぎ、並列化しているとみてよいだろう。

†虐待の空想

北米では解離性障害には虐待の既往が八割近くに認められるという。もちろん、日本においても虐待と解離が絡んでいるケースは多いが、北米の報告が圧倒的に多いのは確かであろう。しかし、実際に虐待が事実としてあったか、なかったかについては議論が多い。いずれにせよ、なぜ虐待か。なぜ解離の患者の心に虐待の表象が浮かぶのだろうか。唐突と思われるかもしれないが、中世の魔女たちをとりあげてみよう。ここでは詳述できないが、中世の魔女現象には解離性の要素が満ちている。

十五世紀後半から始まった魔女狩りは、十六世紀後半以降ヨーロッパ中に展開し、数多くの人々がいたるところで魔女として処刑された。当初、共同体の辺縁に位置する老女や隣人たちが黒魔術を使ったとか、悪魔と交わったなどと民衆は想い描き、身に降りかかる割り切れない不安や不幸を、彼女たちを魔女として告発することによって解消した。そうするなかで、魔女の表象はまたたくまにヨーロッパ中に蔓延していった。激しい拷問によって魔女は「共犯者」としての魔女をつぎつぎに「自供」していった。それによって共同体の中心部へとじわりじわりと魔女は浸透していくことになった。

十七世紀になって、共同体から追いやられていた魔女は、ついにその一大中心である尼僧院に舞い降りた。エクスやルーダンの魔女たちがその代表である。

エクスの修道女である貴族の娘マドレーヌは毎夜悪魔の幻覚でうなされるようになった。彼女には悪魔祓いが行われたが改善しなかった。そのうちマドレーヌは、彼女の家族に告解師として出入りしていた司祭ゴーフリディを悪魔と契約したと告発し、結果的に彼は火炙りにされた。

それから約二十年後に起きたのがルーダンの事件である。若い修道女ジャンヌが悪魔憑きにかかり、そのうち司祭グランディエを悪魔と契約したとして告発した。グランディエもゴーフリディと同じように女性に人気があったといわれる。ジャンヌもマドレーヌと同じように悪魔祓いを受けたが良くならなかった。グランディエも死刑となった。

もともと魔女たちは悪魔と接したということで、司祭＝男性によって迫害・告発される立場に立たされていたが、今度は自らを悪魔の犠牲者として、司祭＝男性を迫害・告発する立場へと反転したのだ。司祭は悪魔と契約を結んだ裏切り者へと転落し、司祭グランディエは生きたまま焼かれたのである。彼を告発した尼僧ジャンヌは、たとえ悪魔に取り憑かれようと、その憐れな姿態は、周囲によってあくまで悪魔の受難を被る聖女と重ね合わされた。

このように聖性と魔性、男性と女性、告発者と被告発者、共同体における中心と辺縁は、あたかも愛と憎しみのように反転可能性を構造的にもっていた。ひとつのイマージュはつねに反転・対立するイマージュを含んでいるのだ。

身悶えして苦しがる尼僧たちの姿態は、「純粋な聖なるものが魔性の力によって踏みにじられる」という物語をうつしだしていた。それゆえにこそ周囲の者は彼女たちの言動に憐れみと畏怖の念を抱いたのである。聖なる女性が力をもった魔性の男性によって一方的に犯され、踏みにじられる。

このような虐待の物語はヒステリーが共通してもっている幻想であろう。力弱き存在が圧倒的な力によって虐待・陵辱・抑圧されること。このようなヒステリーの幻想はそのヴェールにうつしだされ、こんどはそれを眼差す者に影響を与える。ヒステリーの症状には周囲を動かす何らかの力が宿っている。悪魔の憑依であれ、聖性の獲得であれ、超自然的な力がヒステリー発作において顕現するのである。民衆の心を揺さぶり動かしたのはこの超自然的力でもあった。

かつて共同体の周縁に位置し迫害された魔女は、自分たちを排除しようとした教会のまさに中心部に忽然とファルスを持って舞い降りた。共同体から葬られたものが、時と空間を越えて、共同体の中心に降り立ったのである。尼僧たちの憑依ヒステリーにうつしだされたのは、聖なるものが魔性の力によって犯されるという物語であり、周囲の者の心を揺さぶり動かす超自然的な力であった。

その背景にはながい期間にわたる女性や子どもたちがおかれた不遇の歴史がたしかに関係していたであろう。それが「聖なるものが理不尽な力によって踏みにじられる」という表象を背後で支えていたのであろう。魔女たちはこのような表象と超自然的なファルスをヒステリー発作のヴェールにうつしだしながら、自らのおかれた状況を反転させようとする。それがときに過剰なふるまいになることは歴史が教えてくれるところである。しかし、それにもかかわらず、われわれはそのような魂の嘆きを真摯に聴きとるべきであろう。

第六章　解離の周辺

†解離の診断

精神科の診断はあくまで患者の全体像にもとづいて行われるべきであって、部分所見から診断することはできない。その全体像は他の疾患との比較の上で把握されねばならず、ひとつの疾患に精通しているだけでは診断はつけられない。このような全体と部分、同一性と差異といった問題は精神科においてもっとも際立っている。

この理由のひとつは、精神疾患では目に見える検査データによって診断がつくことが稀だということである。いくら脳の科学が進歩しつつある現代といえども、検査技術によって診断ができるわけではない。このことは精神医学の後進性を意味しているのではなく、精神疾患を診断することが可能にまで現代の科学が発達していないことを示している。精神疾患を科学的に裏付けることはそれほどまでに困難なのである。

さまざまな情報を収集して、さまざまな疾患の可能性を考えつつ、それらを比較検討し、経過をみるなかでもっとも適切な診断が浮かび上がってくる。これが精神疾患の診断に特徴的なことである。

したがって、本書で述べた解離の主観的症状があるからといってすぐに解離性障害と診断することはできない。これらは解離性障害に多くみられる症候ではあるが、決して解離に特異的な症状であると主張しているわけではない。

統合失調症、初期統合失調症、統合失調症型障害、摂食障害、境界性パーソナリティ障害、パニック障害、てんかん、物質乱用（薬物乱用、アルコール依存）、アスペルガー症候群などの疾患は解離の主観的体験に類似した症候を示すことがある。したがって、これらの疾患と診断された患者に解離の主観的体験がみられた際、解離性障害の併存ないしは真の診断が解離性障害であるなどの可能性がある。結局、診断はそれによってどれほど全体像がより把握可能となるか、あるいは治療有効性が高まるかに依存している。

たとえばアスペルガー症候群と診断された患者に深刻な解離症状がみられた場合、ただアスペルガー症候群に準じた治療ばかりをしていても効果がないことがある。解離の観点から全体を把握しなおし、解離性障害に準じた治療をすることによって病状が改善したならば、そのときの主たる診断は解離性障害とすべきであろう。

†ボーダーラインの精神病症状

境界性パーソナリティ障害（borderline personality disorder）は俗に「ボーダーライン」などと呼ばれ、思春期・青年期に多い病態である。すでにネット上ではこの言葉が飛び交っており、ご存知の方も多いであろう。対人関係や感情の不安定さ、激しさ、衝動性を特徴とするパーソナリティの障害である。パーソナリティ障害とは認知や感情、衝動性、対人関係などが著しく偏り、それが持続する病態である。彼女たち（彼ら）は、慢性的な空虚感や見捨てられ不安、自殺企図や自傷行為、激しい怒りなどを特徴とし、そのために著しい苦痛を感じたり、社会的にさまざまな問題を起こしたりする。

ボーダーラインは一過性に精神病症状を伴うことがあり、それを小精神病（micro-psychosis）と呼ぶことがある。米国の診断基準では、ストレスによる一過性の妄想様観念と解離性症状があげられている。米国の精神科医ガンダーソンはボーダーライン患者の精神病体験の特徴として、①情動的現象、②解離性現象、③視覚と聴覚の知覚の歪み、④妄想的信念、⑤自己の境界の混乱、の五つの型に分類している。

①の「情動的現象」は「自分には価値がない」という抑うつ的な思い込みであるが、解離ではほとんどのケースにみられるといってよい。

②の「解離性現象」は離人感や疎隔感などの症候とされているが、体外離脱体験や自分や他人の大きさや形が変化しているように感じる大（小）視症や自己身体変容感を含んでいる。離人・疎隔をこのように広くとらえるのは、シュタインバーグの離人・疎隔症状と同様である。

③の「視覚と聴覚の知覚の歪み」についてガンダーソンは以下のように述べている。

この型の例としては、誰かが存在していると想像し、その人物と生き生きとした会話をする、自分の名前がはっきりとした特異的な仕方で何度も呼ばれるのを聞く、悪魔や幽霊などの映像を見る（特に色あざやかな映像としては、ダチョウをかかえた白装束の男などがあった）、母親の声が自分を呼ぶのを聞き、母親の存在を確かめるために灯をつけずにはおられない、などがある。

（ガンダーソン『境界パーソナリティ障害』）

ここで述べられているのはすでに解離でおなじみの気配過敏症状、幻聴（呼名幻声）、幻視などである。誰かと会話するというのは、ときにその誰かがありありと見えたりするのだが、その人物が現存しているかのようにずっと喋っていることがある。たいていの場合、もうろう状態などの意識変容によるものと思われる。

④の「妄想的信念」としてあげられているのは、嫉妬妄想や被害妄想（隣人が彼にスパイ活動をはたらいている）などであり、これらはともに解離の病態ではきわめて稀である。解離では、皆のなかで自分が浮いていて白い眼で見られているとか、誰かに危害を加えられるとか、治療者が自分のことを嫌っているといった程度の念慮を抱くことはある。それらはたいていの場合、他者に対する過敏性に基づく念慮であり、ボーダーラインにみられるような投影にもとづく「妄想的信念」は、解離ではまずみられない。

⑤の「自己の境界の混乱」は自分の心が他人に読まれるとか、自分が他人の心を読めると感じるエピソードである。前者は解離の病態ではきわめて少なく、とりわけそれが不特定の他者に対して認められるなら統合失調症を疑う必要がある。後者は解離でときに認められ、既視感に伴う予知や予知夢と類似した構造が推定される。ともに「感じ」といったレベルならば解離に限らず、広くみられうる体験である。

以上より、②の「解離性現象」のみならず、①の抑うつ的な認知、③の「視覚と聴覚の知覚の歪み」と⑤の「自己の境界の混乱」の一部などもまた解離性の症状と考えることができる。逆に④の「妄想的信念」は解離ではまずみられない。

すなわち、ガンダーソンのいうボーダーライン患者の精神病体験はほとんどが解離症状といえよう。ただ、世界の意味付けの歪みについては解離の病態ではほとんどみられない。

解離は世界の意味付けではなく、自分自身を変容させるのである。それに対し、ボーダーラインでは世界の意味付けの変容が特徴的である。

†私が変容する

「世界が夢のようだ」とか「夢と現実の区別がつかない」などといった訴えは世界の意味付けの病理のように感じさせるが、それはあくまで自己の変容にもとづいた、世界全体の現れ方の変容と捉えることができよう。解離にとって変化したのは世界のほうではなく、あくまで、まず自分の精神／身体である。それゆえにこそ自分の記憶、自分の身体、自分の人格、さらには世界の自分にとっての現れ方が変容するのである。

解離の病態では、患者が治療者に対してときに攻撃的にふるまうこともなくはないが、他者に対して操作的かつ攻撃的に振舞うことはそれほど多くはない。むしろ、そのような行動が目立つならば、ボーダーラインの併存診断が考慮されるべきであり、対応の主眼はそちらのほうにうつる。ボーダーラインと解離性障害の併存診断については、解離性障害の患者の約七〇％が同時にボーダーラインと診断されるという報告が多いが、このような併存診断の風潮はあまり好ましいとはいえない。解離においては治療関係が成立しやすく、たとえこじれたにしても修復は比較的容易である。

岡野憲一郎が指摘するように、ボーダーラインではスプリッティングが、解離性障害では解離（dissociation）が特徴的である。もちろんこのふたつの防衛機制は異なった意味を持っている。スプリッティングとは自己あるいは対象のイメージが good と bad に分離することであるが、そのときの記憶は保たれている。どちらかというと対象側のイメージが分かれやすい。解離もまた分離することを特徴としているが、イメージが分かれているのではなく、DSMの定義にあるように、意識、記憶、同一性、周囲の知覚などにおけるさまざまな統合機能が破綻する。つまり主として自我側の統合破綻がまずあると考えるべきであろう。

ボーダーラインの経過において一過性に解離症状がみられても、解離性障害と診断することは控えたほうがよい。また同様に、解離性障害の経過において一過性にパーソナリティ障害の諸特徴が前景化しても、パーソナリティの障害と診断することはできない。パーソナリティ障害とはあくまで持続的な病態だからである。

一九八〇、九〇年代にみられたボーダーラインの患者はかなりエネルギッシュであった。治療者への執拗な攻撃と治療構造を破壊しようとする力など、われわれは彼らの行動化のために面接・治療にかなりのエネルギーを消耗し、ヘトヘトになった記憶がある。それは眼前の対象に向ける理想化と価値の切り下げの激しさを中心とするものだった。

それに比べると現代のボーダーラインの患者は比較的あっさりとしており、解離の患者の感触に近いものを感じる。このことは思春期の病態全体が、パーソナリティ障害を含めて、解離の方向に向かっているのを示唆しているのかもしれない。しかし、あっさりと攻撃性の目立たない患者が存在する一方で、衝動的で攻撃性の高い一群が存在することは否定できず、パーソナリティ障害とともに解離の病態においても、あっさり型と攻撃型に二極化しているのかもしれない。

†解離と気分障害

解離性障害の患者の多くがうつ状態を呈する。疲れやすい、だるい、憂うつで死にたいなどという気分については、程度の差こそあれ、患者のほぼ九〇%以上が肯定する。さらに軽躁とまではいかないまでも、自分でも妙にはしゃいだり気分がハイになったりすることは約半数の患者が経験している。うつの時期でも食欲低下が一貫してみられることはなく、むしろむちゃ食いなどが目立ち、自分で嘔吐したり、下剤を飲んだりと過食症に類似した症状を呈することも多い。衝動性は一般に高い。これらのことは解離の病態が、「躁」と「うつ」の双極的な気分変動に親和性があることを示唆している。

ドイツ語で気分は Stimmung である。この言葉は、雰囲気、調子を合わせること、調律などの意味がある。幼少時から解離の患者は周囲に過剰に調子を合わせて生きてきたところがある。周囲他者の眼差しに合わせてしまう解離の特性は、周囲の雰囲気に合わせようとする気分障害の心性に近いところがあるのだろうか。

近年の双極性障害（かつての「躁うつ病」）は、はっきりとした「うつ」と「躁」を示す双極Ⅰ型障害と、はっきりとした「うつ」と軽い「躁」を示す双極Ⅱ型障害に分けられている。自傷行為や薬物依存、波乱万丈な人生などを特徴とする双極Ⅱ型はボーダーラインや解離とその病像が似ており、これらの鑑別がむずかしいことがある。

とりわけ解離は先に述べたように双極的な気分変動がみられ、ときに双極Ⅱ型ないしは双極Ⅰ型とも思える病態を呈する。その場合、解離性障害と診断するか、双極性障害と診断するかは服薬の内容や治療の継続にからむ重要な問題である。いずれにせよ気分変動が双極性障害という病気によるものか、あるいは解離のもつ気分変動の表現であるかは専門家と対話を重ねつつ、経過をみていくなかで判断されるだろう。

このことは、ひとりの人間の「うつ」という状態が生物学的病気の表現であるか、それとも状況からくる実存の破綻のあり方なのかといった問題と通じるところがあり、その気分変動がある程度以上の重篤度をもたないかぎり、はっきりとは判断しがたい。どちらかに根拠なく簡単に決めてしまわず、つねに複眼的なまなざしが治療者には要求される。

ヒステリーがかつて解離型と転換型に分けられていたことはすでに述べた。満ち足りた無関心（la belle indifférence）という言葉があるが、これは自分の症状の重さにもかかわらず、そのことに無頓着で満ち足りた様子を意味しており、転換型ヒステリーにみられることが多い。転換症状は身体の部分が不安や葛藤とともに切り離されているようにもみえ、そのために情動の不安定は目立たないことが多い。

それに対して解離型では情動は不安定であることが多く、不安や抑うつ感情は防衛されないことが多い。解離が「うつ」に対する防衛として働くことは、健忘がはっきりとしている古典的な症例以外では、むしろ少ないと思われる。

†解離と統合失調症

「シュナイダーの一級症状」とは統合失調症の代表的な症状である。思考化声、対話形式の幻声、患者の行動を絶えず批評する幻声、身体的被影響体験、思考奪取および他の思考への干渉、思考吹入、思考伝播、妄想知覚、感情・志向・意志の領域における作為（させられ）体験・被影響体験などである。現代精神医学の基礎を築いたドイツの精神科医シュナイダーは「こうした体験様式が異論の余地なく存在し、身体的基盤が見出しえないとき、われわれは臨床上、控えめに統合失調症と呼ぶ」と述べる。

解離性同一性障害ではシュナイダーの一級症状は平均三〜六個であり、統合失調症の平均一〜三個よりも多いといわれる。こうしたことからシュナイダーの一級症状は統合失調症よりもむしろ解離性同一性障害に特徴的であるとまで主張する北米の報告もある。また解離性同一性障害で多いのは作為体験や思考奪取であり、思考化声、思考伝播、妄想知覚はみられないといった報告もされている。

しかし、こうした比較にどれほどの意味があるかは疑問である。作為体験ひとつをとっても、統合失調症の作為体験と解離でみられるそれに類似した症状とではニュアンスが異なっていることは一定以上の経験を積んだ臨床家には明らかである。

統合失調症では、主体性への侵害が、束縛・強制・支配など圧倒的他者の力を伴っているのが特徴である。それが典型的にみられるのは統合失調症の作為体験であり、自己の意志にはつねに他者が先取りしている。統合失調症では「他の中に自が入ってしまう」のであって、決して「自の中に他が入ってくる」のではない。また、「他からの強制によって、自が無理にさせられてしまう」のであって、「他から意志が自に押し込まれる」のではない。そこには解離にみられるような、もうひとつの人格の脅し、命令、誘惑といったニュアンスはない。

解離ではまず自明な自があって、そこに他が入ってくるのをどこかで感じている。自はその他の力に身を任せ、他になりきってふるまうことさえある。あくまで「なりきる」のであり、統合失調症の作為体験のように「させられる」ことはない。「自に他を取り入れている」のであって、「自が他によって取り入れられている」のではない。

このあたりの両疾患の差異については、安永浩のパターン概念を参照してほしい（安永浩『分裂病の論理学的精神病理』）。

どういうわけかこのような点について北米の論文ではほとんど論じられておらず、症候学的な大雑把さを感じるが、この大雑把さは北米における解離性同一性障害の報告の爆発的増大とも関係していよう。

しかし、解離性障害と統合失調症との鑑別は必ずしも簡単なケースばかりではない。どこからみても解離性障害としかいいようがないにもかかわらず、統合失調症と診断せざるをえないケースもある。このような患者は交代人格を呈するケースの一割弱にみられる。

たとえば、ある女性患者は若い頃、数人の精神科医に解離性同一性障害と診断された。彼女には反復して交代人格が出現し、それとともに彼女は手首自傷や大量服薬のために入退院を繰り返してきた。二十八歳になって、状態が不安定であるからと私の外来を紹介された。紹介状には解離性同一性障害の診断が記されていた。彼女の病歴は解離性障害をじゅうぶんに示唆していた。

しかし話をよく聞くと、自分の家にある動物の置きものがそれを販売していた店に自分の家の中の出来事を定期的に報告していると確信していた。彼女は自分でもおかしなことを言っているという自覚はまったくなかった。このようなプライベートな出来事が外部に漏れ伝わっているという思考伝播と関連した妄想は解離性障害ではまずみられない。表情も生き生きとしたところがなく、くすんだ印象がある。このケースは統合失調症の治療薬をじゅうぶんに服用することにより自傷行為も交代人格も消え、比較的すみやかに安定した。

また別のケースは、交代人格の数が多く、ほとんど外来に主人格として現れることのない二十九歳の女性である。彼女は幼少時から両親に虐待を受け、何度も入院治療を受けてきた。派手なファッションに身を包む彼女の体験はどこからみても診断は解離性障害であった。ところが治療者の「周りの人に自分の考えが知られていますか」という質問に対しては肯定した。私は驚いた。それもなんと腕の中に小さな機械が入っていて、それによって自分のことが周囲に知られていると確信していた。このような機械を媒介にした思考伝播があれば統合失調症と診断せざるをえない。その他、患者の行動を絶えず批評する幻声がみられれば、統合失調症である可能性は高い。

もちろん自分に命令したり、批判したりしてくる幻声は解離でも多い。ダイエットをしているときに「食べちゃえ」とか「食べるんじゃない」と聞こえたり、あるいは寂しくてやり切れない気分のときに「死ね」と聞こえたりする。そのような声には比較的明確な意味とまとまった人格性が備わっている。

ところが統合失調症の場合、ちょっとした些細な自分の行動や意志の動きに対して、いちいちコメントしてくる幻声であることが多い。それは解離のような一定の考えをもった人格的な声ではなく、みずからの行為につきまとう、明確な意味を欠いた、断片化した声である。その他、統合失調症に特異的と思われる症状には身体的被影響体験や妄想知覚などがあるが、ここでは省略する。

このように自我障害（作為体験）、思考伝播、患者の行動を絶えず批評する幻声や身体的被影響体験、妄想知覚などがみられた場合、統合失調症がつよく疑われる。

†初期統合失調症

近年、精神科医の中安信夫は「初期統合失調症」（以前は「初期分裂病」）という臨床単位を提唱している。中安は幻声、妄想知覚、自我障害、感情鈍麻、思考弛緩などといった極期や後遺期にみられる症状と、それらが顕在化する以前の初期症状との間には明確な症状学的差異があるという。そして、統合失調症の特異的初期症状として、自生体験、気付き亢進、漠とした被注察感、緊迫困惑気分の四つをあげている。
彼の臨床に向けるまなざしについては日頃から共感するところが多いし、綿密な精神病理学考察には私自身もおおいに刺激を受けた。私は安永浩のファントム理論とともに、中安の初期統合失調症には大いに啓発されたのは事実である。

しかし、私は中安が定義している初期症状は、統合失調症の初期段階としては特異的ではないと考えている。本書ではひとつひとつとりあげて検討はしないが、解離の主観的体験は多くの点でこの初期症状と類似しているのである。

私は、本書で述べた解離の主観的体験は解離性障害に特異的と考えてはいない。先に述べたように、これらの主観的体験は統合失調症や躁うつ病、てんかん、摂食障害、境界性パーソナリティ障害、パニック障害など多くの疾患においてみられうるものだと思っている。したがって本書でとりあげた解離の主観的体験がみられたからといって、すぐに解離性障害と診断するわけではない。ただ解離性障害において主観的体験がもっとも高頻度にみられることは否定できない。診断については先の「解離と診断」で述べたとおりである。

臨床上問題となるのは、たとえば気配過敏症状がみられたとき、解離性障害と診断される可能性が考慮されずに、安直に初期統合失調症と診断されるような場合である。初期統合失調症は統合失調症の顕在発症を阻止するための概念であり、いったん診断されれば服薬は顕在発症を避けるために顕在化の危険性が少なくなるまで継続することがすすめられる。初期状態が治癒することもあるとされているが、どのような場合に服薬を終了するかについての詳細は不明である。

解離の病態は患者を治療する主治医の眼差しによって大きく影響を受けるが、解離性障害の患者があやまって初期統合失調症と診断された場合にはどうなるのだろうか。それゆえに初期症状がどの程度統合失調症に特異的であるかは重要なことである。

†自生思考と症例アンネ・ラウ

ここで症候学的に解離と初期症状全般について比較・検討する余裕はないが、「自生思考」をとりあげて初期統合失調症について若干の見解を述べたい。自生思考は、自生視覚表象、自生記憶想起、自生内言、白昼夢などとともに、初期統合失調症の特異的症状である「自生体験」の下位症状である。自生思考について中安は次のように述べている。

とりとめもない種々の雑念が連続的に勝手に浮かんでくる、あるいは考えが勝手に次々と延長・分岐して発展すると体験されるもので、何らかの葛藤状況にある人がある特定の観念に関して堂々めぐりのごとく思い悩むのとは異なる。患者は浮かんでくる考えの内容を答えられることもあり、また答えられないこともある。この体験は自然に生じてくる場合のほかに、例えば何かを見た際とか本を読んでいる際に、それが刺激となって生じる場合もある。これらが常態化した場合には、本来の自己とは異なる「もう一人の自分」を感知することにもなる。

（中安信夫『初期分裂病』）

第四章でも登場したドイツの精神病理学者ブランケンブルクの代表的な著作『自明性の喪失』に有名な症例アンネ・ラウがある。ここでは彼女の「考えが押しよせてきて苦しい」という体験をとりあげる。

中安はこの体験こそ特異的初期症状である自生思考や自生記憶想起であり、アンネにみられる「自然な自明性の喪失」は非特異的な初期症状であるとした。そのことから中安は、アンネの診断はブランケンブルクのいう寡症状性（単純型）統合失調症ではなく、初期統合失調症であると主張している。

はたしてそうだろうか。アンネはやはり寡症状性の統合失調症だと私は思う。この「考えが押しよせてきて苦しい」という体験について、アンネは次のように述べている。「いろいろな考えがおしつけられるんです。どのようにそれに逆おうとしてもだめなのです」（傍点引用者）。ブランケンブルクは、その体験成立の形式的特徴が恐ろしいのであり、

「その空想というのは、彼女が他の人びとの態度や反応の仕方を——その場面全体のいろいろな細部までをも——心の中で模倣するように強制されている、といったようなものらしかった」（傍点引用者）と述べている。それは反響動作（意味もなく他者の動作を模倣する症状）にも似たものとされている。それゆえ、ブランケンブルクはこれを自我の自発性が占取される体験であり、自我障害の初期に属するものとみなしたのである。

この「考えを押し付けられる」「逆らえない」などといった意識はすでに自生性を越えている。本来的に能動的で自由をはらんだ空想が、被動的で被強制的なものとして体験されている。このような症状は統合失調症の作為思考に近い体験であり、アンネはすでに寡症状ではあるが、統合失調症を発症していると考えられる。

もちろんそれだけではない。他にもアンネが統合失調症と診断される症候はいくつかある。たとえば、他にも思考伝播を思わせる症状、感情や欲動などの途絶、軽度の衒奇症、話し方にみられる同じことの繰り返し、途切れ、支離滅裂、言語新作、さらには作業力の低下などについてもブランケンブルクは指摘している。

中安はアンネにみられた思考障害の自生性に関する陳述のみに注目したがために、症例アンネを初期統合失調症と診断してしまった、と私には思われる。むしろアンネの思考障害で重要なのはその自生性ではなく、被動性、被強制性、作為性などの自我障害の現れであった。

結局、アンネにみられた思考障害の一部分に注目したこと、そしてそれを初期統合失調症の特異的症状と判断したこと、さしあたってこの二点において中安の診断には問題があったといえよう。

†解離性の自生思考

さて、第一章で提示した症例エミを想い出していただきたい。エミは「頭の中にいろんなことがガーッといっぱい入ってきて頭がぐちゃぐちゃになる。自分で何をしているのかがわからなくなってしまう。三〇分から一時間続いてからようやく治る」と報告していた。

中安は初期統合失調症にみられる自生思考の陳述例として、「自分で意識して考えていることと無関係な考えが、急に発作的にどんどんと押し寄せてくる。頭の中がごちゃまぜとなってまとまらなくなる。長くて一〇分、短くても二、三分は続く」と訴える症例をあげているが、これをエミの思考障害と区別することは困難である。したがって症例エミのこの症状は、中安の自生思考の定義からすれば、初期統合失調症に特異的な自生思考に含まれ、エミは初期統合失調症と診断されてしまう。

しかし、私はエミのこの思考障害を解離性障害にみられる自生思考であると判断する。

通常の定義による自生思考は決して統合失調症に特異的であるとはいえない。

もしかりに自生思考を統合失調症あるいは初期統合失調症に特異的な症状とみなそうとするならば、その特異的な自生思考の定義をより詳しいものとしなくてはならない。少なくとも現在の中安の定義ではあまりにも広範囲の症状と疾患を含むことになり、そのことから結果的に誤診の危険性は高くなるといわざるをえない。

初期症状が解離の病態の多くにみられることを考慮すると、いくら初期症状が多数みられても、それが初期統合失調症の診断妥当性を高めることにはならない。今後は個々の初期症状のより精錬された定義、特に解離との鑑別診断に重点をおいた定義こそが初期統合失調症研究の課題となろう。また初期統合失調症の生育歴、いじめや虐待体験、家族内葛藤などの調査が必要と思われる。これらを通じて、いまだ闇に包まれた解離性障害と初期統合失調症の関連性にさらなる光があてられるものと私は信じている。

ここでは参考として解離性の自生思考の例をあげる。体感、聴覚、視覚などさまざまな領域にわたる表象が、知覚的要素を巻き込んで湧き出ているのがわかる。彼女の診断は解離性同一性障害であり、彼女もまた治療はすでに終了し、安定した日々を送っている。

喧騒というか頭の中がゴチャゴチャにさせられる。音とかが耳に入ると脳みそを引き回される感じになる。音が手でぐちゃぐちゃにされる。脳みそが爆発する感じがする。本当に脳みそがぐちゃぐちゃにされる。脳が痺れてノイズが走る。現実と想像、夢と現実の区別がつかない感じがする。頭の中はザワザワしてすごくうるさい。テレビのザーッという雑音が入ってくるようだ。（二十八歳、女性）

†摂食障害と解離

解離では摂食障害の症状がみられることが多い。私の経験でも過食したことがあるという患者は約半数にものぼり、約三割は過食のために自発的に嘔吐したことがあるという。二十七歳頃から過食・嘔吐がみられたカオリのケースをあげよう。

過食・嘔吐のほかに出勤不能、情動不安定、大量服薬など多彩な症状がみられ、彼女の経過は一進一退であった。数回の離婚歴がある。三十六歳になって私の外来を受診したが、三十八歳までの二年間、私は前医の摂食障害の診断をまったく疑わなかったし、その範囲内でカオリの病態を理解していた。入院中にたまたま「摂食障害の患者にはいちおうは訊いておかないと」くらいの軽い気持ちで解離の主観的体験について尋ねた。

すると驚くべきことに、彼女の口から多彩な解離の主観的体験が語られた。さらに同一性関連の質問をしたところ、七年前から女性一人と男性二人の計三人の交代人格がいるといい、その存在が確認された。私はとても驚いた。それまでまったく解離の症状があるとは思わなかったし、ましてや交代人格がいるとは寝耳に水であった。彼女はそれらしきことをそれまで一切口にしなかった。「どうしてそういうことを今まで言わなかったのですか」と私は彼女に訊いた。すると彼女は「先生が訊かなかったから言わなかっただけ」とあっさり応えた。その後、面接で交代人格ひとりひとりを呼び出し、彼らの話を患者の切り離された苦悩として受け止めた。半年後には衝動性、過食は消失した。家族は「表情が昔の娘に戻った。こんなことは今までなかった」と報告した。ちなみに彼女には幼少時の性的外傷があり、さらには性的同一性についての葛藤が存在したことがその過程で語られた。

摂食障害の診断基準は満たしており、その診断が間違いだというつもりはない。青年期の女性は気分障害やパーソナリティ障害、摂食障害、解離性障害、身体表現性障害、パニック障害などさまざまな診断がつけられる。彼女たちの診断が精神科医によって異なることがしばしばある。気分障害に熱心な精神科医は双極Ⅱ型と診断し、パーソナリティ障害の研究者は境界性パーソナリティ障害と診断する傾向は否めない。解離に夢中な医師は解離性障害と診断しがちなのである。実際には、診断をつけることによって患者の症候学的全体像と問題点、経過の予測、治療の有効性がいかに把握できるかが重要であろう。

カオリのケースでは、治療者が隠された解離の病態に眼差しを向けなかったら、生育歴にみられた彼女の性的外傷やそれまで誰にも相談しなかった同一性の問題などはすべて封印されたままであったろう。診断が結果的にどうであろうと、病像全体が改善する可能性があるがゆえに、解離の病態に治療者はつねに敏感でなくてはならない。

一九八〇年頃から摂食障害と解離との関係についての報告がなされるようになった。摂食障害の患者は過食をしているときどこかぼんやりとした表情をしていたり、寝ている間にむっくり起きだして過食してしまい、そのことをあとでまったく想起できなかったりする。過食中に離人・疎隔症状ないしは軽度の意識変容がみられることは多い。一般に、拒食症よりも過食症のほうが解離傾向は強いといわれている。このことについて少し考えてみよう。

拒食症にはどこか転換型ヒステリーと同じ「満ち足りた無関心」を思わせるところがある。彼女たちは人間関係にまつわる不安や感情を身体の肉とともに削ぎ落とし、制御し、それによってそれまでの自己愛的意識の連続性を維持しており、それなりに満足しているようにみえる。思春期にあらたに生じてきたさまざまな問題を、自己身体（＝肉）との関係に置き換えて、自らの身を削ぐことによって葛藤を処理しているようにみえる。ちなみに私は身を削ぐという意味で、このような防衛を「身削ぎ＝禊《みそ》ぎ」と呼んでいる。

拒食症の患者は不安や感情を肉とともに切り離し、自らの身体全体を変容させることによって意識の連続性や同一性を保持しようとしている。自分の身体に向けられた他者の視線については、ひどい痩せにもかかわらず、むしろ否認しているようにもみえる。

それに対して、過食症ではそのような「身削ぎ」はうまくいかない。彼女たちは受け入れがたい事態をそのままに受け入れてしまう。それを体験する自我の意識を変容させ、それらを体験として切り離すことによって状況をやりすごそうとする。意識の連続性や同一性は保たれず、情動、身体、食行動は不安定に変化する。また、他者の視線に対する怯えや人込み恐怖などの対人過敏症状がみられることも多い。

このように過食症では、解離の時間的変容や空間的変容がみられやすく、このことからも過食症は拒食症よりも解離に近縁の病態であることがわかる。

第七章　解離とこころ——宮沢賢治の体験世界

†子どもが流される

今から遡ること約百年の一九〇四年夏の夜、溺れて行方不明になったふたりの子どもを捜して、川に浮かんだ舟が火をべカべカと燃やしていた。闇夜を流れる川とそこに明滅する灯りを、ひとりの「男の子」が橋の上からじっとまなざしていた。

流されたひとりはその「男の子」の同級生であった。もうひとりは、かろうじて岸にたどりついた子どもの弟だった。兄弟は離ればなれになったのである。流されて死の世界へと去ってゆく者と残された者。このふたつの魂はたがいにうつし合いながら、引き裂かれていく。死は別れの意識につよく結ばれながら、川、橋、水、夜、明滅する灯りなどといった形象とともに、その幼い「男の子」の心に深く刻み込まれたに違いない。

その「男の子」とは満八歳の誕生日を迎えようとしていた幼少期の宮沢賢治であり、子どもが流されたのは賢治の生家近くの豊沢川である。私は以前、幼少時に賢治が体験したこの子どもの溺死事件が彼の意識の深いところに少なからぬ影響を与え、それが後の作品の随所に表れていることを論じたことがある。

私が専門としている精神医学とは病の学問であり、それを作家にそのままあてはめて論じることはできない。賢治の生育歴を調べても、彼がなんらかの病気であったと判断する根拠はない。しかし、私には作品のところどころに解離の主観的体験と類似したものが見出されるように思われてならない。彼の心的世界は明らかにわれわれの体験世界とは異なっているところがある。それを単に精神病や神秘体験として理解するのではなく、解離、とりわけ意識変容の観点から了解の幅を広げようと試みようとするのが本章である。解離の患者でもその多くが賢治の作品に惹かれ、愛読している。彼女たちはどこか賢治の体験と共鳴しているところがあるのだろう。

宮沢賢治は一八九六年八月二十七日、現在の岩手県花巻市豊沢町に父宮沢政次郎、母イチの長男として生まれた。父親は質屋。古着屋を営んでおり、裕福な生活をしていた。一九二二年には最愛の妹トシを亡くし、二八年には賢治もまた同様に結核で倒れた。三三年、皆に惜しまれながら三十七歳で永眠した。

†表象と幻視

ほんたうに、かしはばやしの青《あを》い夕方《ゆふがた》を、ひとりで通《とほ》りかかつたり、十一月《ぐわつ》の山《やま》の風《かぜ》のなかに、ふるえながら立《た》つたりしますと、もうどうしてもこんな気《き》がしてしかたないのです。ほんたうにもう、どうしてもこんなことがあるやうでしかたないといふことを、わたくしはそのとほり書《か》いたまでです〔。〕（中略）なんのことだか、わけのわからないところもあるでせうが、そんなところは、わたくしにもまた、わけがわからないのです。

（『注文の多い料理店』の序）

賢治の作品は難解であるといわれるが、心の舞台に浮かんだ現象をそのまま描写《スケッチ》したものである。そのことは賢治が何度も強調しているとおりである。岩波茂雄宛の書簡にも「われわれの感ずるそのほかの空間といふやうなことについてどうもおかしな感じやうがしてたまりませんでした。わたくしはさう云ふ方の勉強もせず風だの稲だのにとかくまぎれ勝ちでしたから、わたくしはあとで勉強するときの仕度にとそれぞれの心もちをそのとほり科学的に記載して置きました」とある。

次の離人症のところでとりあげる保阪嘉内《かない》宛の書簡にも「さまざまの速なる現象去来す。この舞台をわれと名づくるものは名づけよ」とある。賢治のこころの舞台には、ありありと表象が幻燈のように形象化して浮かび上がる。詩人イェーツによれば、詩は目覚めたトランスという。賢治の心象スケッチは表象幻視をそのまま文字に書き直したものといってよいだろう。

†離人症

一九一四年三月に盛岡中学を卒業し、四月には肥厚性鼻炎の手術を受けた。手術後、高熱が続き、入院は十日の予定が三十日余に及んだ。進学を許されず、憂うつな気持ちで家業の手伝いをしていた頃に詠んだ作品に、離人症状や体外離脱体験を思わせる短歌がいくつかある。

ぼんやりと脳もからだも　うす白く　消え行くことの近くあるらし。

中学を卒業した頃の歌である。このような状態がひどくなれば解離性の意識変容に移行する可能性がある。一九一九年夏に保阪嘉内に宛てた手紙は次のようにかなり混乱している。

わがこの虚空のごときかなしみを見よ。私は何もしない。何もしてゐない。幽霊が時々私をあやつって裏の畑の青虫を五足拾はせる。どこかの人と空虚なはなしをさせる。正に私はきちがいである。諸君よ。諸君よ。私のやうにみつめてばかりゐるとこの様なきちがいになるぞ。

このあたりは解離性の離人症を思わせる。「あやつって」や「空虚なはなし」など一見、統合失調症の作為体験や幻聴、独語を連想させるが、そうではない。むしろ意識変容の色彩が濃厚である。続きをみてみよう。

われはなし。われはなし。われはなし。われはなし。すべてはわれにして、われと云はるゝものにしてわれにはあらず総ておのおのなり。われはあきらかなる手足を有てるごとし。いな。たしかにわれは手足をもてり、さまざまの速なる現象去来す。この舞台をわれと名づくるものは名づけよ。名づけられたるが故にはじめの様は異らず。手足を明に有するが故にわれありや。われ退いて、われを見るにわが手、動けるわが手、重ねられし二つの足をみる。これがわれなりとは誰が証し得るや。触るれば感ず。感ずるものが我なり。感ずるものはいづれぞ。いづちにもなし。いかなるものにもあらず。いかなるいかなるものにも断じてあらず。

見よ。このあやしき蜘蛛の姿。あやしき蜘蛛のすがた。

いま我にあやしき姿あるが故に人々われを凝視す。しかも凝視するものは人々にあらず。

我にあらず。その最中にありて速にペン、ペンと名づくるものを動かすものはもとよりわれにはあらず。われは知らず。知らずといふことをも知らず。おかしからずや。この世界は。この世界はおかしからずや。人あり、紙ありペンあり夢の如きこのけしきを作る。これは実に夢なり。実に実に実に夢なり　而も正しく継続する夢なり。正しく継続すべし。破れんか。夢中に夢を見る。その夢も又夢のなかの夢。


自分の行動や身体、周囲世界が自分に馴染んだものではなくなる。自分がここにいて行動しているという実感がそもそもない。夢と現実が重なっており、解離性の離人症に近い記述であることは確かである。そこにある種の眼差しを感じている。それは人々のそれではなく、自分の眼差しでもない。漠然とした眼差しに呼応するかのように、私は異他性をおびた「あやしき蜘蛛」に変容する。彼自身、このような体験を、異様で非日常的な狂気に近いものとして感じている。

†背後の眼差し

ブリキ鑵がはらだゝしげにわれをにらむつめたき冬の夕暮のこと

西ぞらのきんの一つ目うらめしくわれをながめてつとしづむなり
うしろよりにらむものありうしろよりわれらをにらむ青きものあり

ブリキ鑵が、月が、背後の青きものが賢治を眼差している。わたしの周りには生命が満ちているというアニミズムを連想させる短歌であり、もちろん精神病領域の体験とはいえない。これらの若い頃の短歌には気配に対する過敏性や被注察感などが窺われる。とりわけ最後の短歌は、背後から青きものがにらんでいるという点で注目される。

初期短編「沼森」(一九二〇)には「なぜさうこっちをにらむのだ、うしろから。何も悪いことしないぢゃないか。まだにらむのか、勝手にしろ」と同様の表現がある。

黒いものが私のうしろにつと立ったり又すうと行ったりします、頭や腹がネグネグとふくれてあるく青い蛇がゐます、蛇には黒い足ができました、黒い足は夢のやうにうごきます、これは竜です、とうとう飛びました、私の額はかぢられたやうです

（復活の前、一九一八）

最初の部分は解離にみられる気配過敏症状やその形象化である影と同じであろう。つぎに続く不気味な蛇が「黒いもの」と同じものであるかは判断しがたい。蛇は青や黒と表現され、その足の動きは夢のようだという。離隔による意識変容が窺われるが、同時に気配過敏、表象幻視、体感幻覚などの体験を髣髴とさせる記述である。

坂の下に大きな一つの街燈が、青白く立派に光って立ってゐました。ジョバンニが、どんどん電燈の方へ下りて行きますと、いままでばけもののやうに、長くぼんやり、うしろへ引いてゐたジョバンニの影ぼうしは、だんだん濃く黒くはっきりなって、足をあげたり手を振ったり、ジョバンニの横の方へまはって来るのでした。

「銀河鉄道の夜」の印象的なシーンである。背後の影法師が後ろから大きく前に回るとき、それまで心細かったジョバンニに力が湧いてくる。賢治は背後空間にある種の魔を感じる

傾向があったといえよう。「どんぐりと山猫」「注文の多い料理店」「かしはばやしの夜」などの作品には、主人公が後ろを振り返ると舞台が別の世界へと一気に転換する場面が随所にみられる。背後空間はもうひとつ別の世界への入り口であり、そこに媒介者としての影(法師)や動物が立ち現れるのである。

†魂が離れる

はっきりとした体外離脱体験は「インドラの網」(一九二三)の冒頭の部分にみることができる。この作品は体外離脱体験に加えて自己像視や意識変容の世界がみられ、きわめて幻想的である。

そのとき私は大へんひどく疲れてゐてたしか風と草穂との底に倒れてゐたのだとおもひます。

その秋風の昏倒の中で私は私の錫《すず》いろの影法師にずゐぶん馬鹿ていねいな別れの挨拶をやってゐました。

つぎは「林と思想」という私が好きな心象スケッチである。これは一九二二年六月四日の作品であるが、この年の十一月二十七日には二歳下の妹トシが結核のために二十四歳で死去した。ここには魂が体を離れて流れていこうとする体外離脱に類似した心性がみられる。

そら、ね、ごらん
むかふに霧にぬれてゐる
蕈《きのこ》のかたちのちい〔さ〕な林があるだらう
あすこのとこへ
わたしのかんがへが
ずゐぶんはやく流れて行つて
みんな
溶け込んでゐるのだよ
　こゝいらはふきの花でいつぱいだ

「そら、ね、ごらん」という言葉は、二、三行目のみならず、最後の一行「こゝいらはふきの花でいつぱいだ」にもかかっているのだろう。林は「向こう」であるとともに、「ここいら」なのである。「わたし」は語りかける相手とともに流れ、ここにいると同時に向こうにもいる。

永訣の朝と同じく、トシが死んだその日に書かれた作品「松の針」にも「林と思想」と同じような心情が描かれている。賢治のこころは、誰かと一緒に寄り添って流れて行きたいという思いと、人から引き裂かれる寂しさとが表と裏になって重なっていた。

賢治の魂は、いつも肉体や知覚といった現実の桎梏から解き放たれて流れていこうとする。それと同時に、流れてゆくことができないことのやり切れなさが綴られている。肉体が、現実がそれを許さないのだ。藤原健次郎、保阪嘉内、妹トシらとの関係がまさにそうであった。そのような心性は「銀河鉄道の夜」のジョバンニとカンパネルラとの関係にもっとも鮮烈な形で表現されている。

†水と意識変容

この世界
空気の代りに水よみて
人もゆらゆら泡をはくべく。

盛岡中学卒業後の暗澹たる気分のなかで詠まれたこのような不思議な短歌はどのように考えればよいのだろうか。ヤスパースは意識を媒質に譬え、媒質が濁った場合が意識混濁であると表現している。意識変容は一般に意識混濁を伴うことが多い。たとえば、離人症の世界についている患者は「周囲が水の中のように感じます。音などすべての刺激が遠くからやってくるように感じます」と述べたことがある。

賢治の作品には「空気がすきとおっている」という表現が多いが、それと同じように空気を液体のような媒質として表現することも多い。空気は濁った状態から、透きとおった状態までさまざまである。「春と修羅」の最初に「屈折率」というスケッチがある。

七つ森のこつちのひとつが
水の中よりもつと明るく
そしてたいへん巨きいのに
わたくしはでこぼこ凍つたみちをふみ
このでこぼこの雪をふみ
向ふの縮れた亜鉛《あえん》の雲へ

陰気な郵便脚夫《きやくふ》のやうに
（またアラツディン、洋燈《ラムプ》とり）
急がなければならないのか

意識の媒質が異なったふたつの世界がここにはある。水よりも明るい空気の世界と亜鉛の雲（＝水滴）によって示される液体の世界というふたつの世界である。媒質が異なったふたつの空間のあいだで光は屈折する。賢治はこのふたつの意識の差異を屈折率という言葉によってたくみに表現したのだろう。こちらの意識の清明な世界から、向こう側の媒質の異なった意識変容の世界へと賢治はひとり歩もうとする。

変容した意識を液体化した世界によって表現する手法は、「ペンネンネンネンネン・ネネムの伝記」や「堅い瓔珞はまっすぐに下に垂れます」、「銀河鉄道の夜」、「病院」など枚挙にいとまがない。

「川原坊」（一九二五）という作品には、入眠時に他者の気配が形象化された体験（入眠時幻覚）がみられているが、寝入る直前の描写には「わたくしはまた空気の中を泳いで／このもとの白いねどこへ漂着する」とある。入眠する前にすでにみられていた意識変容はそのまま入眠時幻覚へと連なっている。

このような観点からすれば、「銀河鉄道の夜」は夜空に川が流れるという点で賢治にとってきわめて幻想性の高い意識変容の世界を描いた童話である。その美しく印象的な場面をみてみよう。

空気は澄みきって、まるで水のやうに通りや店の中を流れましたし、街頭はみなまっ青なもみや楢の枝で包まれ、電気会社の前の六本のプラタヌスの木などは、中に沢山の豆電燈がついて、ほんたうにそこらは人魚の都のやうに見えるのでした。

（「銀河鉄道の夜」）

†小岩井農場

「小岩井農場」（一九二二）という作品はきわめて幻想的で興味深い作品である。まず注目されるのは背後の黒いひとである。賢治を眼差す黒い影のような気配であり、そこには何をされるかわからない医者のイメージが張り付いている。気配過敏に被注察感がともない、意識の変容がすでにはじまっているようだ。

うしろからはもうたれも来ないのか

（中略）

うしろから五月のいまごろ
黒いながいオーヴアを着た
医者らしいものがやつてくる
たびたびこつちをみてゐるやうだ

そのうち黒い男はどこかに行ってしまった。黒い影は舞台が転換する序奏《プレリユード》であったかのように、こんどは透きとおる子どもたちの幻想的世界が背後空間にあふれでてくる。

すきとほるものが一列わたくしのあとからくる
ひかり　かすれ　またうたふやうに小さな胸を張り
またほのぼのとかゞやいてわらふ
みんなすあしのこどもらだ

いったんは視野から消え去った黒いオーヴアの男は、こんどは視野の中心に、まっすぐ視線をこちらに向ける、対象性の明確な人影として、賢治の心象に現れる。

ぐらぐらの空のこつち側を
すこし猫背《ねこぜ》でせいの高い
くろい外套の男が
雨雲に銃を構へて立つてゐる
あの男がどこか気がへんで
急に鉄砲をこつちへ向けるのか

意識変容とともに、外界は感覚の外へと遠ざかっていく。

すきとほつてゆれてゐるのは
さつきの剽悍《ひやうかん》な四本のさくら
わたくしはそれを知つてゐるけれども
眼にははつきり見てゐない
たしかにわたくしの感官の外《そと》で
つめたい雨がそそいでゐる

すると先ほどまで背後にいたユリアとペムペルは、こんどは自分のすぐ横にはっきりと姿を現わす。影の男も素足の子どもたちも背後の空間から前方へ向かってその位置を徐々に移動していく。それとともに主体は幻想の世界へと没入していくのがわかる。

ユリアがわたくしの左を行く
大きな紺いろの瞳をりんと張つて
ユリアがわたくしの左を行く
ペムペルがわたくしの右にゐる

（中略）

《幻想が向ふから迫つてくるときは
　もうにんげんの壊れるときだ》
わたくしははつきり眼をあいてあるいてゐるのだ
ユリア、ペムペル、わたくしの遠いともだちよ
わたくしはずゐぶんしばらくぶりで
きみたちの巨きなまつ白なすあしを見た

どんなにわたくしはきみたちの昔の足あとを
白堊系の頁岩の古い海岸にもとめただらう

素足の子どもたちの幻視は「想像上の友人《イマジナリイコンパニオン》」がありありとした実在感を獲得したものであろうか。子どもたちは、すでにとりあげた「配偶者《シュジュゴス》」にみられる「友」「伴侶」「天使」「天の衣」などのイメージと重なる。彼らはまさに、時空を遠く離れたところからやってきた賢治の同伴者《コンパニオン》である。

解離の病態でみられる幻視にはしばしば子どもが登場する。彼らは患者のそばを動き回ったり、喋りかけたりする。影のように透きとおっている姿であることも多く、手で触れることはできず、通り抜けてしまう。正面に見えることもあれば、視野の端に感じることもあり、そこに眼を向けるといなくなってしまう。正面に現れる場合にははっきりとその姿が見えることが多いが、視野の端は影とされ、さらに背後は気配を感じることになる。

両脇に人が立っている。右側に喪服を着た女性、左側に茶色か黒色の服を着た小学生が見える。横目だと見えるが、そちらへ顔を向けると消えてしまう。その男の子は入院していたときに向かいのベッドに寝ていた子です。上の方に自分がいて、女性と子供と自

分の三人が並んでいるのが見える。俯瞰する自分とその場にいる自分の、二つの自分がいて分かれている。（四十二歳、男性）

これは解離の患者が語った言葉であるが、賢治の幻視とよく似ている。自分のかたわらに誰かが見えるという幻覚は精神医学では同伴者幻覚（hallucination du compagnon）という。患者がいう「二つの自分」とはすでに述べた「存在者としての私」と「眼差す私」である。賢治のように後ろにいるユリアとペムペルの様子がはっきりと眼に見えることはめずらしく域外幻覚と呼ばれる。このような域外幻覚もこの症例のように体外離脱体験を想定すればあってもおかしくはない。見えない領域でもありありと見えるように感じる。見えないようでも見えている。肉体の目と内なる目、解離の患者たちは視点をいくつももっている。

†明滅するひかりとかげ

石丸さんが死にました。あの人は先生のうちでは一番すきな人でした。ある日の午后私は椅子によりました。ふと心が高い方へ行きました。錫色の虚空のなかに巨きな巨きな人が横はってゐます。その人のからだは親切と静な愛とでできてゐました。私は非常にきもちがよく眼をひらいて考へて見ましたが寝てゐた人は誰かどうもわかりませんでした。次の日の新聞に石丸さんが死んだと書いてありました。私は母にその日「今日は不思議な人に遭った。」と話してゐましたので母は気味が悪がり父はそんな怪しい話はするなと、云ってゐました。

石丸博士も保阪さんもみな私のなかに明滅する。みんなみんな私の中に事件が起る。

保阪嘉内あての書簡（一九一九）である。「ふと心が高い方へ行きました」とあるように、賢治は体外離脱らしきものを体験するとともに「巨きな人」のありありとした表象を見ている。ここに夢に似た意識変容が関与していることは容易に推察できよう。それは予知夢というよりも、石丸博士の死を自分の心のなかの現象と結びつける「同時生起の意識」（第二章のデジャヴュの項参照）に近いであろう。

このように他は自のこころにうつり、自は他のこころにうつる。自と他はたがいに〈うつし〉、〈うつり〉あう。わたしという現象、つまり自分の意識の中に現れるすべては、まさに「すべてわたくしと明滅し、みんなが同時に感ずる」有機交流電燈なのである。このような意識は彼が没頭していた仏教の世界観とりわけ法華経の影響を受けていたであろうが、そのような宗教へと身も心も心酔していった彼自身の素因も関係していよう。

わたくしといふ現象は
仮定された有機交流電燈の
ひとつの青い照明です
（あらゆる透明な幽霊の複合体）
風景やみんなといつしよに
せはしくせはしく明滅しながら
いかにもたしかにともりつづける
因果交流電燈の
ひとつの青い照明です
（ひかりはたもち、その電燈は失はれ）

これらは二十二箇月の
過去とかんずる方角から
紙と鉱質インクをつらね
（すべてわたくしと明滅し

みんなが同時に感ずるもの）
ここまでたもちつゞけられた
かげとひかりのひとくさりづつ
そのとほりの心象スケッチです

「春と修羅」（一九二四）の有名な序の部分である。「わたくしといふ現象」は、他者と離れていながらも有機的・空間的につながっている交流電燈であり、「透明な幽霊の複合体」である。また、滅しながらもともり続ける、つまり因果的・時間的につながっている交流電燈でもある。自と他ないしは生と死のあいだで時空的につながり続けること、それが「わたくしといふ現象」である。空間的に遥か彼方の銀河、そして時間的に遥か彼方の白堊紀と共鳴し、わたしというスクリーンに広大無辺な時空がうつしだされる。それをそのままスケッチしたのが心象スケッチであろう。

明滅という言葉は賢治の作品や書簡にしばしばみられる。それは光と影、生と死、自己と他者、覚醒と夢、内と外、現在と過去などふたつの対立する概念を含んで、それらを媒介する語である。賢治はこれらの通常は区分されている世界のはざまを生きたのだろうか。「わたくしといふ現象」は自と他、夢とうつつ、知覚と表象、現在と過去などが、坂部恵のいうように、たがいに〈かたち〉となり〈かげ〉となって〈うつし〉あう明滅する状態であろう(『仮面の解釈学』)。

†賢治と解離

最初に述べたように賢治を解離の病態と診断することはできないが、解離は賢治の作品体験世界を読み解くのに新たな視点を提供するだろう。ここでいう解離という言葉はもちろん精神医学で生まれたが、解離を思い切って大きく捉えるならば、それは原始の心性や夢体験などの原初の意識と連続的につながっているだろう。さらにその周辺には芸術の創造、宗教体験など人間にとって根底的な意識の広大な領域がある。

私が感じるのは、このような人間の根底的な意識領域と解離が、意識変容を媒介にしてきわめて近い関係にあるのではないかということである。私がいう意識変容とは医学が扱ってきた病的な意識変容を越えて、人間のもつ創造性、宗教体験、自然との交感、夢、原始の心性などさまざまな幻想領域とつながっている。私が賢治の幻想的な作品群から読み取ろうとしたのは、この意識変容であった。

賢治の作品には、体外離脱体験、疎隔・離人症状、表象幻視、幻視など多くの解離の症候を読み取ることができる。これらは主として意識変容＝離隔としてまとめられ、区画化などの症候はいっさい認められない。外から眺めることと内で感ずること、夢と現実の反転など賢治の作品全般にわたってみられる特徴は、この意識変容と密接な関係にあると思われる。

解離の周辺には、病としての陰性面のみならず、人間を根底的に人間たらしめる意識の陽性面もまた存在するのである。病としての解離をあくまで了解しようとするならば、そのような大きな立場からあらためて解離を考え返す必要があろう。

閉塞状況で気分の落ち込んでいるときには一過性に離人症状が悪化した可能性はあるが、賢治は概して精神的には病的とはいえない。解離と診断するためには解離症状はある一定程度以上に重篤でなくてはならず、そのために日常生活に支障をきたしていることが必要だからである。ましてや、躁うつ病や統合失調症、てんかん、非定型精神病など明らかな病的要素はみられない。

しかし、素因となると簡単には否定しがたい。私自身は意識変容に通底するなんらかの素因があったと考えているが、作品や記録だけでは推定の範囲を出ない。

賢治が精神的に不安定になったり、社会生活上大きな破綻がみられたりすることがなかったことは、周囲の人に恵まれていたこと、知能や創造性に溢れていたこと、強い意志を持っていたことなどが関係していたであろう。しかし、なによりもつぎのような倫理的自覚が彼を支えていたからであろうと思う。

《みんなむかしからのきやうだいなのだから
けつしてひとりをいのつてはいけない》

（「青森挽歌」）

時間的にも空間的にも広大な視点をもつアニミズム、それをありありと体に感じる素質を賢治は持っていただろう。しかし、「すべてを私と同じように感じる」みずみずしいアニミズムは、決して個を優先させない倫理的な意味での「われわれ意識」へと変容していったのだろうか。そのために他者とともに明滅しながらほとばしる我の幻想感覚はしだいに衰退し、他者奉仕の社会的・実践的・倫理的自覚へと移行していったのかもしれない。

第八章

解離への治療的接近

本章では解離の治療的接近について述べる。薬物療法は解離の治療に有効である。解離の総説には、薬物の効果は少ないとか対症療法にしかすぎないなどと書かれていることが多いが、人格交代や健忘が目立つ古典的な病態についてはやはりそうであろう。しかし、解離の大部分を占める特定不能の解離性障害では適切に使用すれば、薬物はかなり効果をあげることができると私は思う。治療にはこのような薬物療法から精神療法、家族療法、集団療法などさまざまな治療的接近があるが、ここでは精神療法を中心に述べる。

†精神療法の基本的前提

解離の治療においてなによりも重要なのは精神療法的な対応である。なかでも精神療法の中核は安心感の獲得であり、さらには医者と患者の信頼関係である。そのためにも現実の環境設定や場の調整がまずは重要であるし、適切な薬物療法も不可欠である。このあたりのことはどんな精神疾患でも違いはあまりない。

次頁に解離の精神療法の基本的前提をまとめた。これに沿った形で説明していこう。まず安全な環境と安心感の獲得であるが、これは虐待やいじめ、家庭内のストレスや刺激などが過剰である場合、それらから距離をとれるようにできるだけ配慮することである。安心できる場がなかなか得られないときには入院という設定も有用であり、それによって居場所を確保することができ、いったんは落ち着くことが多い。

多重人格の本を読むこと、宗教的ないしはオカルト的領域との接触、また男性パートナーによる交代人格に対する過剰な確認作業などは好ましくなく、これらはむしろ禁止する。また解離傾向のある患者から影響を受け、解離症状が顕在化ないしは増悪することも多く、外来あるいは入院環境における他患との付き合いにも注意することが必要である。アルコールやその他の有害物質の使用も症状を悪化させる危険性が高いため避ける必要がある。

治療者は交代人格の同定や人格の統合にはあまりこだわらないようにする。また生育歴や心的外傷についてもなるべく治療初期にひととおり聴取しておき、さしあたってはそれらの詳細な想起や直面化にはこだわらない。

その危険性については先の「幻想的な自白をおこなった」ポール・イングラムの事例（一三四ページ）が参考になる。治療者はたんに現実への絶望に共感するだけではなく、そ

解離に対する精神療法の基本的前提

1. 安全な環境と安心感の獲得
2. 有害となる刺激を取り除く
3. 人格の統合や心的外傷への直面化にはあまりこだわらない
4. 幻想の肥大化と没入傾向の指摘
5. 支持的に接し、生活一般について具体的に助言する
6. 言語化困難な状態であることを考慮し、隠れた攻撃性や葛藤についてふれる
7. 病気と治療についてわかりやすく明確に説明する
8. 自己評価の低下を防ぎ、つねに希望がもてるように支える
9. 破壊的行動や自傷行為などについては行動制限を設け、人格の発達を促す
10. 家族、友人、学校精神保健担当者との連携をはかる

れと同時に自らの幻想が膨らみやすく、それらをありありと現実であるかのように感じ、そしてそこへ逃避し、さらに没入する傾向などについてもバランスよく話題にする。

治療が進むにつれ過去の記憶表象があふれでてくる時期がみられるが、そのときには誠実に聴き取る。それらが真実であるか否かについては速断せず、期が熟するのを待つ姿勢がよいであろう。しかし、事と次第によっては早急に確認・対応が必要となることもある。

患者の内面に湧きあがるイメージや感情に注意を払いつつ、イメージと現実、内部と外部のバランスをとる。面接では適切な距離をとりつつ支持的に接し、生活一般について具体的に助言する。内面にも外面にも、表象にも現実にも偏らない話題がよいであろう。

そもそも解離の病態ではイメージが増殖しやすく、感情が衝動的に噴き出すことが多い。五感に限らず、体感、記憶や空想などの表象が過剰に涌きあがり、「頭がいっぱいになる」。

それでいてこれを言語として表現することに困難を感じている。失声症（声が出なくなること）とはそのような病理の極端な症状化であろう。彼女たちは自分のなかに湧き起こるものに対して、適切な表現や伝達ができないでいる。そのために内的な緊張・混乱が高まっており、結果的に手首自傷や大量服薬などの行動化や、過呼吸、動悸、疼痛などの身体化によってそれを処理しようとする。ときに周囲に対する攻撃性やうらみの感情、葛藤などが、行動化や身体化の背後に窺われることがあり、治療者の介入によってそれらを軽減・消失しうる。

症例をあげてみよう。

男性と同棲中であるが、最近、男性の職場に「足が痛いから、歩けなくなった。苦しくてしようがない」と頻回に電話をかけるようになった。トイレにも這って行かざるをえなかった。そのために彼は職場から自宅へ戻ることを何度も余儀なくされた。面接ではそのことが話題になった。彼女の気持ちを面接で訊くと、「彼からひどいことを言われた」、「ひどく傷ついた」と言う。彼女のなかには傷つき、苛立ち、罪責感などが充満していた。彼女の言い分もわからないではなかった。そのとき私が感じたのは、彼女がいかに自分の気持ちを言葉にしてうまく相手に伝えることができなかったかということである。彼の気持ちもわからないではなかったが、まず彼に「きちんと彼女のいうことを聴くように」と指示した。彼女は噴き出すように言葉で感情を表現した。以後、足の痛みはなくなり、歩行にも問題はなくなった。（二十二歳、女性）

このような経験はたいていの精神科医は経験しているだろう。彼女たちにとって言葉と表象・感情がつながらない、湧きあがる感情が言葉として相手に流れていかないのである。身体症状がみられたら、このような言語化の病理にも眼を向ける必要がある。

病気の説明で重要なことは回復可能性についてである。病気がいつになったらよくなるのか、どのようにすればよくなるのか、薬物治療をいつまで続けるのか、などに対する答えはもちろん症例によってさまざまであるが、解離性障害では基本的には回復可能な病態であり、いずれ治癒する可能性も高く、薬物が不要になることも多いことをはっきりと伝える。そのためにはなによりも医者との信頼関係が重要であることを繰り返し強調する。

この点においても統合失調症や気分障害との鑑別は重要である。統合失調症や気分障害では長期的な治療と再発予防が大切である。それに対して解離では基本的に服薬は終了できる。患者はとかく絶望的になりやすく、ついついなげやりになる。つねに自己評価の過剰な低下を防ぎ、希望をもてるように支えることが肝要であろう。

治療早期から転移や操作的態度などが認められる症例では、治療者に対する脱価値化と理想化のため信頼関係の形成が困難であることが多い。そのようなケースでは境界性パーソナリティ障害の精神療法的原則に準ずるべきである。破壊的行動や自傷行為などについては行動制限を設けざるをえないこと、むしろ治療においては必要であることをはっきりと示し、人格の発達を促す。また家族や友人、学校の精神保健担当者との連携をはかることもケースによっては大切である。

†他者の眼差し

解離の病態では、患者の心のスクリーンには自分自身に対する思いのみならず、他者が患者に対して想い描く表象が映像として浮かびあがり、患者はそのような表象へと没入する傾向がみられる。そのため患者に対する他者の思いや言動が、その病態や経過に大きな影響を与えることになる。ここでいう他者とは共同体他者であり、身近な他者ないしは治療者自身であり、そして患者自身の内なる無意識の他者などをさす。なかでも、もっとも大きな影響を及ぼすのが身近な他者ないしは治療者である。

患者はそもそも共同世界に安心していられない。そのことは幼少時の家庭内の居心地の悪さや学校でのいじめなどさまざまな外傷体験と関係しているだろう。ときおりみられる外出恐怖にもそれはうかがわれる。彼女らは居場所のない家庭や学校から早くから抜け出し、共同世界への違和と不安を打ち消そうとして二者関係を求めるが、そこでも彼女たちはさまざまな心的外傷を受ける。

つまり、しばしば心の傷を受けてきた共同体への違和や不安を打ち消すために求めた身近な者との二者関係ないしは性的関係、そこにおいてもういちど彼女たちは傷を受ける。その傷を打ち消すために、ふたたび新たな二者関係を求める。このような経過のなかで解離＝ヒステリーは形づくられていく。

二者関係はヒステリーにとって両刃の剣である。うまくいけばヒステリーから抜け出せ、失敗すれば悪化する。私は研修医の頃、恩師の森山公夫先生に「ヒステリーは一対一の対関係の病である」と教えられた。治療もまた対関係が中心になる。

周囲の人たちが陥りやすいあやまちのひとつは、出版されている多重人格の書物をたくさん読み、患者とともに知らぬ間に解離の世界へと没入していることである。人によっては交代人格を表にして、それぞれの年齢、性別、性格などを詳しく記載し、経過を追って詳細に記録している。彼らの患者に対する眼差しは交代人格の出現を促してしまう。このように彼らと患者が周囲から浮き上がった「閉じられた二者関係」を形成しているとき、解離の病態は慢性化し強化される。もちろん、安心できる二者関係は解離を癒すことは症例エミでみたとおりである。

†悪魔憑きとエクソシスト

さて、「閉じられた二者関係」のなかでももっとも悲劇的なのは、唐突に思われるかもしれないが、悪魔憑きとエクソシスト（悪魔祓い師）の関係である。これは生と死をかけた神とサタンの戦いになりうる。

最近ではドイツのクリンゲンベルクの女子学生アンネリーゼ・ミッヘル（一九五二〜七六年）の事件が有名であるが、日本でも二〇〇六年に『エミリー・ローズ』というタイトルで映画が公開されたので、ご存知の人も多いであろう。

神父は、精神科医に治療を受けてもよくならなかったアンネリーゼに対し悪魔憑きと判断し、週三回のペースで計七〇回にものぼる悪魔祓いを施した。彼女はますます激しく興奮し、結局、栄養失調のために衰弱死してしまった。同じような事件は日本でも報告されているし、九六年にもロサンゼルスで女性が悪魔祓いを受けるなかで殴り殺された事件があった。イタリアではいまだエクソシストによる悪魔祓いは盛んだといわれる。悪魔憑きは決して中世の遠い国の話ではない。

悪魔憑きの九割以上は「特定不能の解離性障害」の憑依トランス障害（possession

trance disorder）と診断されるだろう。憑依するものは悪魔に限らず、聖霊、神、力などさまざまであるが、悪魔憑きはエクソシストたちの眼差しによってその同一性を際立たせる。

解離性障害は環境が変わったり、入院したりすることによって症状が改善することも多い。一五六三年に医学者ヨーハン・ヴァイアー（一五一五―八八）は有名な『悪魔による幻惑について』を書いた。そこで彼は、当時としては正当にも、悪魔祓いはただ発作の症状を悪化させるだけの効き目しかないと言い切っている。また、彼は尼僧院にみられる伝染性の憑依現象に関する報告もしており、女性の患者たちはできるだけお互いどうしを隔離し、一人一人べつべつの家庭で保護することの重要性を指摘している。

眼差しの及ぼす力は治療者との関係においてもっともつよく起こる。解離患者に対する治療者の眼差しは、身近な他者と同等あるいはそれ以上に大きく経過を左右する。

――カメレオンのように色をつぎつぎに変えて現れる、正真正銘のプロテウス――

これは英国のヒポクラテスと呼ばれた内科医シデナム（一六二四―八九）が、ヒステリーについて語った言葉である。プロテウスとはギリシア神話に出てくる海の神であるが、水のように何にでも変身できる同一性を欠いた神である。どこにでも出現することができ、どんな形にもなることができ、真の姿を把握することがむずかしい存在。解離の患者は、治療者の眼差しに合わせて、プロテウスのように形を変える。治療者が厄介な存在だと思えば厄介な患者に、愛すべき存在だと思えば愛すべき存在に形づくられる。治療者が患者に向ける眼差し、それを患者がどのように感じとっているか、治療者はつねに念頭におくべきであろう。

周囲は交代人格の同定にはのめり込まず、その出現にはさらりと受け流し、あくまで患者の心の一部の表現として受け取り、冷静に対処することがすすめられる。ただし、交代人格から眼を逸らしてはいけない。交代人格の存在を無視したり、まったく気づいたりしなければ、治療はまたそれで停滞・難渋する。それまで気づかれなかった交代人格の存在に気づき、そのことをきちんと面接で取り上げるだけで、患者の表情がしっかりした表情になることも多い。

†「先生、私の病気治るよね」

私は解離の診断がほぼ確定したときから、患者に対してまっすぐ患者の眼を見て、服薬を必要としなくなる可能性、回復の可能性についてなるべく説明するようにしている。

私は研修医のときに、ある若い統合失調症と診断されていた女性患者が先輩医師に「先生、私の病気治るよね」と問いかけたときのことを憶えている。私は先輩医師の背後から見ていた。その先輩医師はほんのちょっと間をあけて、優しく「治るよ」と答えた。

患者は「そうだよね、ありがとう。先生」と喜んだ。それは微笑ましい光景ではあったが、そのときの先輩医師の視線が地に落とされており、患者を見ていなかったことが記憶に残った。もちろん回復のむずかしい患者に「治るよ」といったその先輩医師の言葉にはいろいろな思いが込められていたと思う。答えるまでの「ほんのちょっとの間」に私は彼の真摯なおもいを事実感じていた。今のように統合失調症の病名告知が一般的になされる時代ではなかった。

そのこともあってか私は、統合失調症のようにみえても実際はそうではなく、じゅうぶんに回復可能な病態にずっと関心を持ってきた。統合失調症のような症状をもちながらも、実際にはじゅうぶんに回復可能な患者、そういう病態の患者に対してははっきりと「治るよ」と患者の眼を見て言えるようになりたいと私は思ってきた。

解離の患者は概して現実に対して絶望しやすく、現実を避けてしまう傾向がある。自己評価が低く、自分をマイナスにとらえがちである。せめて回復の可能性が高い患者にはそのむねを伝え、なんとか治癒力を引き出したい。多くの患者が「治る可能性」に眼を輝かせ、それまでにない笑顔を見せ、後ろを振り返って家族と嬉しそうに目を合わせる。親の目にも輝きが生まれる。それほどまでに患者は不安と絶望のなかにいたのかと思う。

†解離の対人距離と居場所

先述したガンダーソンによれば、ボーダーラインにみられる精神病体験は、対象を失ったと感じたり、対象からコントロールされ過ぎると感じたりする状況で生じるという。それは孤立という対象喪失であり、また窒息という対象からの侵襲である。

解離の患者は入院すると安心するのか、たいていは症状が収まってしまう。むしろ、そのようなケースが大半であるといってよい。彼女たち（彼ら）は対象を遠く感じてしまい、孤立や見捨てられ不安を感じることが多いのであろう。入院は安全な居場所を患者に提供する。

ケースによっては入院すると解離症状が増悪することがある。そのときは入院という構造に自分の思うようにならない息苦しさを感じ、飛び出そうとさまざまな行動化をする。このような解離の患者のボーダーライン的行動化に対し、ときに治療目標と治療契約の明確化を要求する声があがる。その結果、治療構造の契約にこだわる「かたい」治療をつきつける治療者がいる。それによって患者はますますボーダーライン的行動化を際立たせていく。解離の患者は、まるで治療者の眼差しをうつしだすかのように、自らを「かたく」変容させる。

窒息感を感じやすいこれらの症例では、対象を近くに感じやすい傾向があるのであろう。先に指摘した近接化の病理も、このことと関係しているのかもしれない。遠い距離のほうが安心するこれらのケースでは、本人の意向に沿った形で無理のない入院治療の構造を設定・工夫する必要がある。ときには外来治療のほうが安心できることがある。彼女たちの対人距離感覚を無視して治療しようとすると、無駄なエネルギーを双方が消耗し、ときに悲劇的な結果となる。安全性の追求という「かたい」治療がかえって、病勢を煽り、病像を悪化させることを私は幾度か見てきた。治療者側の限界と患者の自己責任についてオープンに話し合うなかで、なんらかの糸口がみえてくることも多い。つねに患者が安心できる適切な対人距離を考えながら、治療計画を立てることが必要であろう。

第五章でも述べたように、解離性障害の外傷は「安心していられる居場所の喪失」に結びついていた。本来、そこにしかいられないような場所で、逃避することもできないような状況に立たされ、そこにきわめて不快な圧力や刺激が反復して加えられること、このことが彼女たちの外傷であり、また症状増悪の状況でもある。

ある患者は、数年間にわたって解離の主観的体験を示していたが、しだいに落ち着いていった。結婚して夫の実家に同居してしばらくしてから、明確な人格交代と遁走を繰り返すようになった。このケースでも距離と居場所の問題が重要な課題である。症状が増悪する傾向がみられた場合、以上の観点から治療環境全体をもういちど見まわしてみることが必要であろう。

†二つの治療的接近

解離の病態に対してとられる治療的接近は大別すると二つの方向に分けられる。

一つは興奮を鎮め、愛着欲求を満たすことによって安らぎをもたらす接近法である。それによって安心できるさらなる眠りへと導くことを目標とする。多くの場合、子ども返りなど良質な退行的色彩を伴う。

二つは意識の覚醒度を上げることである。これは症状が比較的軽度であり、ある程度、治療者との信頼関係がみられる場合に有用である。物事を明確に提示し、説明し、あいまいなことには深入りせず、はっきりと現実に対し眼を逸らさないことを目指す。退行的構えや愛着欲求を断念し、現実適応を目指す接近である。

その中間に、たとえば、眠らせながらそれと同時に覚醒させる中間的接近を位置づけることができよう。精神分析の自由連想では、身体を横に投げ出して無意識を解放し、それと同時に頭は挙げ、無意識の動きに対して意識を向けることを要請される。すなわち意識は自らの無意識の流れを眼差し、それを言語化することを義務づけられている。精神分析はその意味で中間的接近であろう。

私自身は治療する際にはこのふたつの路線、つまり「眠り路線」と「覚醒路線」を念頭におきながら面接している。通常は治療初期に眠り路線を目指す。眠り路線はそれなりの環境と人が必要であり、治療環境の安定した構造が必要である。入院が必要となる場合や慢性的に症状が持続する症例では眠り路線がすすめられる。ある程度、落ち着いてくると覚醒路線に徐々に切り替えていく。外来診察では覚醒路線をどのあたりで前景に出すことができるか考えながら面接をする。

†眠りと解離

第一章に提示した症例エミを想い出してほしい。この症例でとられたのはいうまでもなく眠りへの道である。眠りは本来的に退行と結びついている。彼女は退行状態のなかで夫や母親に慰められ、彼らに支えられながら入眠することを反復した。解離の病態から回復への道のひとつはこのように退行的関係を通過することであろう。このことはなにも解離に限られたことではないが、解離においてきわめて典型的に現れる。

外来診察でエミには十歳と二十歳頃の人格が出現したが、夫の前ではさらに幼い人格がみられるようになった。この退行状態のなかで彼女は主治医や幼い頃の男友達に会いたがったが、それら不在の対象をしだいに断念してゆき、母親や夫との接触のなかで安らかな眠りにつくことを繰り返した。そして、「いま・ここ」の眼前に存在する他者である夫との愛着関係へと収束していった。その過程で母親や夫が「いなくなってしまう」という分離不安がしばしばみられた。つまり彼女は、対象の在と不在の間で、孤立と安心の状態を反復しながら、しだいに現実の対象との信頼関係を獲得していった。

症例エミではこのように眠り路線がとられたが、そのきっかけになったのはエミの服薬中止と妊娠の決意であった。このような覚醒への願望に支えられて、眠りに向かう経過がみられた。それは覚醒と眠りがともにはっきりと区別されていく道でもあった。

†覚醒と解離

つぎは覚醒路線である。もちろん、軽度の覚醒路線ならば、通常の精神療法でなされる「気づき」の促しにもみられる。ところが、なんらかのショックな体験を契機に現実に覚醒し、意識変容を中心とした解離症例が回復に至ることがある。とりわけ解離性健忘からの回復過程にはこのようなショックを契機とした現実への目覚めがしばしばみられるが、健忘ならずともこのような経過が認められることがある。一例をあげる。

女性からの別れ話を契機に解離症状を呈するようになった青年男性のケースである。ときどき眠り込むように動かなくなってしまう。このような昏迷を始めとして、表象幻視、自生思考、被注察感、気配過敏症状、対人過敏症状、健忘など多彩な症状がみられた。一年後には治療によって顕著な解離症状はみられなくなっていたが、ときおり情動不安定、健忘、職場に対する回避的な態度などはみられていた。そんなある日、交通事故を起こし、自分が乗っていた車が大破した。その日以来、会社にきちんと通勤するようになった。「大切にしていた車を壊したショックが大きかったようだ」と母親は言う。事故の日以来、まるで眼が醒めたように顔つきがしっかりした。事故後の記憶ははっきりしているが、それ以前の具合が悪かった頃については曖昧な記憶しかないという。

（二十五歳の男性）

このケースは発症当初から表情や行動に退行した印象があった。表情はぼんやりして嫌なことがあると、眠り込むように動かなくなってしまう。そんな彼も事故後はまるで人格が変わったように現実的になった。

眠り路線も覚醒路線も、ともに最終的には現実へと覚醒するための道である。では、その現実とは何かとなると、それに答えることはなかなかむずかしい。現実に対する言葉として、われわれは理想、夢、虚構などを思い浮かべるが、最近の解離症例の増加をみると、現代は夢ないしは虚構との関係で現実が規定される時代であるのかもしれない。

†覚醒・入眠・夢の構造

第四章の解離性意識変容の構造においてすでに説明したが、離隔、表象幻視、夢中自己像視の三つの体験において共通しているのは、自己像を俯瞰的な位置から「眼差しとしての私」とその前方に眼差される存在として自己像が現れること、そしてときに「眼差しとしての私」は自己像へと入り込むという没入構造であった。

なによりも私が解離の病態において重視するのは離隔であるが、そこには「存在者としての私」、「眼差しとしての私」、「没入する私」といった三つの私がみられる。

「存在者としての私」は変容した世界の中で不安と緊張で怯える私であり、周囲空間に対して過敏に反応する私である。意識野は拡大していることが多く、「覚醒の病理」をもつ。「眼差しとしての私」は世界とともに「存在者としての私」が主体から遠ざかっていくのを眼差している。その際、意識野は狭窄していることが多く、睡眠時の体外離脱体験にも似た「入眠の病理」をはらんでいる。

そして「没入する私」は「眼差しとしての私」が幻想的表象空間の中へと吸い込まれて

いく私であり、そこでふたたび意識野は拡大することとなる。これは夢の体験に類似しており「夢の病理」をもつ。

このように解離性意識変容は単純な意識混濁ではなく、覚醒・入眠・夢という三つの病理によって構成された複雑な構造をもつ。ここで描きだした、覚醒から入眠、さらに夢の病理へと至る一連のスペクトラムは、その全体が意識変容として捉えるべきものであって、「覚醒の病理」とされた「存在者としての私」もまた、気配過敏など周囲世界を変容した意識のなかで認知しており、意識変容に含まれるべきものと考えられる。

解離性同一性障害の患者は、人格交代の際、ときに目を大きく開けたまま、緊張を孕んだ無動状態となる。次にダラリと力が抜け、一瞬、眠り込んだかと思うと、ふたたび目を開けたときにはすでに人格が変わっているということがよくある。このような一連の過程は「覚醒」から「入眠」、さらに「夢」への移行を思わせる。

このことは区画化に含まれる人格の交代が構造的に離隔である意識変容に類似していることを示している。つまり区画化と離隔は構造的に連続性がみられ、離隔では「眼差す私」が、人格交代では「没入する私」が前景にでているように思われる。

†「三つの私」の精神療法

つぎに「存在者としての私」、「眼差しとしての私」、「没入する私」の三つの私に対応した形での精神療法的接近について述べたい。

気配過敏症状など「存在者としての私」を中心とする症状については、離隔した自分自身である「眼差しとしての私」を他者の気配として捉えている可能性が強いことを患者に説明する。被注察感もまた「眼差しとしての私」の眼差しを感じているのであろうことを説明する。後ろから聞こえる声や耳元で囁く声も同様であり、それらが自分の思いや表象の知覚化されたものである可能性について説明する。

ある患者は家に一人でいるときに、自分の背後や壁の向こう側に人の気配を感じ、それに強い恐怖心を抱いていた。治療者が、その気配は離隔した自分自身(つまり「眼差しとしての私」)に対する認知である可能性が高いことについてわかりやすく説明したところ、次の面接では「今まで怖いことが多かったけど、不安や恐怖がなくなった」と語った。

続いて「眼差しとしての私」についてであるが、親に怒られたときや虐待を受けていたときなどに、叱られていたり虐待されていたりする自分自身の姿を、傍らに立って見ていたと報告する患者がいる。このような体験は場への馴染めなさや、恐怖や嫌悪の感情と結びついている。面接では自分自身が体験から離れてしまいやすい傾向をもっていることを話題にする。あらためて生育歴について見直し、現実から逃避したいという気持ちについてとりあげる。意識変容に陥らないためにも覚醒意識を保持する必要があること、意識的にその場・その時に踏みとどまることの重要性について説明する。その際、現実の生活が他者との信頼感に基づいた安心感によって裏打ちされているかについても話し合う。

最後に「没入する私」である。解離患者は幼少時から持続的空想がみられたり、頭の中に映像が見える表象幻視を経験していたりする。彼女たちはこのような表象の中へと容易に没入する傾向がある。表象空間の中へと入り込んで、その中の自分になりきってしまうのである。

解離患者が演劇の経験があることは多いが、これは目立ちたがりや派手好みと関係するよりも、幻想的世界へ容易に入り込むことができるある種の能力の結果でもある。周囲の現実から離れて幻想へとのめりこみやすい傾向を面接で話題にする。それが過剰にならないように注意することが解離の抑止には必要であることを説明する。

†解離を手放す

解離の病態から抜け出すためには、いずれ現実の生活において主体的に立つことが必要であるが、解離を手放していく過程は人によってさまざまである。

先にみた症例のように、交通事故を起こしたために現実に対処せざるをえなくなり、結果的にすっかり回復したケースもある。また出産する決意をすることによって薬に頼ることをやめ、解離が改善したケースもある。また、アルコール症の父親が肝臓を悪くしてようやく断酒を決心し、長年不仲だった両親が喧嘩をしなくなった。それ以来、解離が治癒したケースもある。試験に合格して自分のやりたい学業や仕事に専念するようになって治癒した患者もいる。子どもの悲痛な心の叫びに目が覚め、それ以来、すっかり状態が改善した症例もある。

これらのケースではいずれも現実の場にふたたび降り立つことを契機に回復して行った。次の患者は、激しい自殺企図が当初よりみられた解離性障害であるが、治療開始約八年目にして次のように語っている。

甘えるのがそろそろ嫌になって、治しちゃおうかなと思う。人に頼りたいというのが本来の自分の目的だった。自分はすごい甘えっ子だから、親の愛情だけでは満足がいかなかったと思う。その与えられなかった部分をいろんなところから絞りとろうと思っていた。でもそれはもうそろそろいいんじゃないかと思う。もう具合が悪い必要がなくなった。もう悩む必要がなくなった。前は悩みたかったんだと思う。自殺しようとか倒れてしまうとかがあったのは、もうだめだからというより、人生を生きていくための節電モードだったんじゃないかな。そのように考えて治そうという気になってから、心もちが楽になった。今までは治す気がなかったと思う。病気という現実があれば頼れるし、逃げられる。そう思っていた。
（二十五歳、女性）

彼女の述べる言葉は、回復した今であるがゆえに語られる言葉であろう。具合が悪い時の状態の不安定さと家族や友人の苦労は相当なものだった。甘えたかったとか、悩みたかったどころの話ではなかった。ところが状態が落ち着いてくると、その当時のことをありありと想起できない。状態が悪い時期のことはまるで他人事のように想い起こされる。自分が病気になりたがっていたとか、人に頼っていた、悲劇のヒロインになろうとしていた、治そうとしていなかったなどの言葉は回復したあとになって聞かれることが多く、そのまま受け取ることはできない。これらの言葉は解離で苦悩していた頃の状態からは想像もつかない。

それでも彼女たちは、しだいに自分が現実の中にいることに目覚め、現実の中で自らがなすべきことを自覚していく。過去と現在を区切るようになる。それとともに幼少時の断片的な出来事や情景、懐かしい匂い、祖父母に愛されていた記憶など人に受け入れられていたというポジティブな想い出がよみがえる。
次の患者の言葉はたいへん参考になる。

家族とのトラブルがあって気が遠くなりかけたことがあったけど、先生が面接で「少しは我慢したほうがいい」と言ったのを想い出した。今までは、「我慢しなくていい」とか「頑張っちゃいけない」と言われてきたけど、先生には逆のことを言われた。今回、処方された薬が合わなくて、副作用で大変だった。それで薬を全部やめた。薬に頼るのをやめた。今までは精神科に通院することが当たり前だったけど、いつか病院に行かなくてもいい日がくるのではないかと思えるようになった。親の介護のことなど、私がもう少し親の面倒をみてあげないといけないかなと思うようになった。身近な友人がぞくぞくと親の介護を始めた。偉いなと思っていた。ああ、もっと、もっと大変な事があるのだなあと思った。自分の役割が見えてきた。ああ、いつまでも病気でいることはできない。今まで、薬、病院、友人、先生にもたれかかっていた。頼っていた。病気だからしょうがないじゃん、と思っていた。病気を利用していた感じ。健康になりたいと思うようになってきた。母親に対してのわだかまりがなくなった。私はそこにずっとこだわって来た。「お母さんとの関係が問題です」と医者にも言われてきた。でも老いている両親の姿を見て、特に母親に対して、自分の病気をこの母親のせいにしてきた自分が恥ずかしく思った。親孝行してあげたいなと思った。やっぱり逃げていたのだと思う。記憶は失うし、気を失うし、そうすれば現実から逃げられる。それを先生から「少し頑張りなさい。我慢しなさい」といわれた。こないだは解離しかけたけど、先生の言葉のおかげで意識を失わないでいられたんです。（四十歳、女性）

ここには現実に対する目覚めと過去に対する眼差しの変化がある。現実を受けとめるためには、誰かが自分のことを受け入れてくれている、あるいは愛してくれているという実感をもつことが必要になってくる。他者が自分を受け入れることと、自分が他者を、そして現実を受け入れること、面接はそのことをめぐって流れていく。

†眼差す私の力

精神療法について最後に述べておきたいことがある。

私は解離の病態を、従来のように健忘や交代人格を考察の中心に据えず、離隔を中心とした意識変容を中心に考えてきた。その理由は、離隔にまつわる症状の話をしていると、患者は区画化よりも病理の程度が軽度である離隔の方へと引き寄せられていくことが期待されるからである。

患者の全体と経過をどこかでじっと眼差している存在、それは内的な自己救済者（inner self helper）と呼ばれるが、そのような眼差す者を媒介にして回復していくことはたしかに多い。このような内的な救済者の起源こそ離隔における「眼差しとしての私」であると私は思う。それゆえに私は病態理解において離隔を重視してきたし、私からずれて後ろにいるとされるこの「眼差しとしての私」について面接でとりあげ、その「私を眼差すしっかりとした存在」というイメージを膨らませていくことが治療的に意義のあることであると感じている。

あとがき

医者になって初めて患者を受け持つことになったときのことを、私はいまでもはっきりと覚えている。その患者は、薄手のスカートにTシャツを装った三十歳半ばの混血女性だった。大きく見開いた瞳が印象的な彼女は私に握手を求めてすっと手をさしだした。私はそれにかすかな戸惑いを感じたが、それよりも初めて患者と交流すること、病気にふれること、そしてなによりも治療することに大きく胸を膨らませていた。

診断は当初は躁うつ病であったが、解離型ヒステリーへと診断は変更され、さらに境界性パーソナリティ障害が付け加わった。そのときには病棟での問題行動が多くなり、すでに私の手に負えなくなっていった。一方で、はなばなしい病態を繰り広げる解離の病態を前にして、少なからず胸が高鳴っていたのも事実である。不謹慎かもしれないが、「世にはこんなにも不思議な心の世界があるんだ。ほんとうに精神科医になってよかった」、そう心のなかで呟いたことも一度や二度ではなかった。

医者になって十年くらいたった頃、私は総合病院の精神科に移った。そこで出会ったひとりの患者がふたたび解離の世界へと眼を開かせてくれた。多彩に繰り広げられる解離の病像を前にして、私の心はふたたび高鳴った。私は患者の言葉に耳を傾けながら、解離の患者の主観的な体験世界についてわれわれはほとんど見過ごしているのではないか、さらには見ないようにしている部分があるのではないかなどと考えるようになった。それから数年たって解離が臨床で目立ちはじめたのを契機に、ふたたび解離をきちんと考えてみようという気になった。

結局は同じところへ戻ってきた。妹などにいわせれば、どうやら私は昔と同じようなあやしげな本を読んでいるらしい。「好きなことをしていたい。」医学部の卒業間際になって内科から精神科に志望を変更したのも、結局は好きなことをしていたいという気持ちからだった。

森山公夫先生(陽和病院長)および安永浩先生(前・東京大学医学部分院神経科助教授)の論文からはいつも多くの刺激を受けました。また、日々の臨床で多くのことを教えてくださいました患者さんたち、そして適切なご助言をいただきました筑摩書房編集部の山野浩一さんに心から感謝致します。

二〇〇七年　初夏

柴山雅俊

参考文献

American Psychiatric Association: Diagnostic and Statistical Manual of Mental Disorders. 4th ed. Text Revision（高橋三郎、大野裕、染矢俊幸訳『DSM-IV-TR 精神疾患の診断・統計マニュアル』医学書院、東京、二〇〇二年）
ベルクソン『精神のエネルギー』（宇波彰訳）第三文明社、一九九二年
W・ブランケンブルク『自明性の喪失』（木村敏、岡本進、島弘嗣共訳）みすず書房、一九七八年
W・ブランケンブルク編『妄想とパースペクティヴ性』（山岸洋、野間俊一、和田信訳）学樹書院、東京、二〇〇三年
J・D・ブレムナー『ストレスが脳をだめにする』（北村美都穂訳）青土社、二〇〇三年
Brown R. J.: The cognitive psychology of dissociative states. Cognitive Neuropsychiatry 7, 221-235, 2002
Coons, P. M.: Multiple personality: Diagnostic considerations. J. Clinical Psychiatry, 41; 330-336, 1980
Galton F.: Inquiries into human faculty and its development. J. M. Dent & Sons, London, 1919
Greaves, G. B.: Multiple personality. 165 years after Mary Reynolds. J Nerv Ment Dis, 168; 577-596, 1980
J・G・ガンダーソン『境界パーソナリティ障害　その臨床病理と治療』（松本雅彦、石坂好樹、金吉晴訳）岩崎学術出版社、一九八八年
原子朗『新宮澤賢治語彙辞典』東京書籍、一九九九年
Holmes E. A., Brown R. J., Mansell W., et al: Are there two qualitatively distinct forms of dissociation? A review and some clinical implications. Clinical Psychology Review 25, 1-23, 2005

Kempe, C.H., Silberman, F. N., Steele, B.F., et al: The battered-child syndrome. J. Am. Med. Assoc. 181; 105–112, 1962
エーミール・クレペリン『心因性疾患とヒステリー』（遠藤みどり訳） みすず書房、一九八七年
栗谷川 虹『宮沢賢治 異界を見た人』角川文庫、一九九六年
M・メルロ＝ポンティ『眼と精神』（滝浦静雄、木田元訳） みすず書房、一九六六年
『新校本 宮澤賢治全集 第十六巻（下）補遺・資料 年譜篇』筑摩書房、二〇〇一年
宮沢清六『兄のトランク』ちくま文庫、一九九一年
森山公夫『精神医学論叢』岐阜精神医療第9委員会発行、岐阜、一九九〇年
中安信夫『初期分裂病』星和書店、一九九〇年
Nigro, G., & Neisser, U.: Point of view in personal memories. Cognitive Psychology 15, 467–482, 1983
岡野憲一郎『外傷性精神障害』岩崎学術出版社、一九九六年
岡野憲一郎『解離性障害――多重人格の理解と治療』岩崎学術出版社、二〇〇七年
オルダス・ハクスリー『ルーダンの悪魔』（中山容、丸山美知代訳）、人文書院、一九八九年
Plattner, B., Silvermann, M. A., Redlich, A. D.: Pathways to dissociation: Intrafamilial versus extrafamilial Trauma in Juvenile Delinquents. J Nerv Ment Dis 191; 781-788, 2003
ジョルジュ・プーレ『人間的時間の研究』（井上究一郎他訳） 筑摩書房、一九六九年
Ross C. A.: Dissociative Identity Disorder: Diagnosis, clinical features, and treatment of multiple personality. 2nd Edition. Wiley, New York, 1997
坂部恵『仮面の解釈学』東京大学出版会、一九七九年
Sedman G.: A phenomenological study of pseudohallucinations and related experiences. Acta Psychiatrica Scandinavica 42: 35–70, 1966

柴山雅俊「ヒステリーの時間・空間性障害についての一考察」『臨床精神病理』第13巻4号（一九九二年十二月発行）通巻40号
柴山雅俊「解離性障害にみられた実体的意識性」『精神医学』第43巻第1号（通巻505号。二〇〇一年一月発行）
柴山雅俊「豊沢川溺死事件と宮沢賢治」『賢治研究』通巻93号（二〇〇四年七月発行）
柴山雅俊「解離性同一性障害の現在」『臨床精神医学』第33巻第4号（二〇〇四年四月発行）
柴山雅俊「解離性障害にみられる周囲世界に対する主観的体験」『精神医学』第47巻第4号（通巻556号。二〇〇五年四月発行）
柴山雅俊「解離性障害にみられた幻聴」『精神医学』第47巻第7号（通巻559号。二〇〇五年七月発行）
柴山雅俊「解離性障害における離隔について——「2つの私」の視点」『精神医学』第48巻第1号（通巻565号。二〇〇六年一月発行）
柴山雅俊「解離性障害における夢と現実の区別困難について」『精神医学』第48巻第12号（通巻576号。二〇〇六年十二月発行）
柴山雅俊「解離性障害にみられる『夢中自己像視』——解離性意識変容の病態構造について」『精神医学』第48巻第10号（通巻574号。二〇〇六年十月発行）
柴山雅俊「解離における死の主題」『精神療法』第32巻第5号（通巻156号。二〇〇六年十月発行）
柴山雅俊「内と外からみた解離の外傷」『トラウマティック・ストレス』第5巻第1号（通巻8号。二〇〇七年二月発行）
柴山雅俊「解離の病態への精神療法的接近」『精神科』科学評論社、第10巻第4号（通巻58号。二〇〇七年四月発行）
Steinberg M, Schnall M.: Handbook for the Assessment of Dissociation. American Psychiatric Press,

Washington, DC, 1995
竹下節子『バロックの聖女』工作舎、一九九六年
E・B・タイラー『原始文化』(比屋根安定訳) 誠信書房 一九五二年
安永 浩『分裂病の論理学的精神病理――「ファントム空間」論』医学書院、一九七七年
安永 浩「分裂病者にとっての『主体他者』――その論理、二重身のファントム論的考察」安永浩編『分裂病の精神病理6』東京大学出版会、一九七七年
安永 浩「分裂病症状の辺縁領域(その一)――意識障害総論と神秘体験」湯浅修一編『分裂病の精神病理7』東京大学出版会、一九八二年
安永 浩『精神の幾何学』岩波書店、一九八七年
安永 浩『分裂病の症状論』金剛出版、一九八七年
安永 浩『「宗教・多重人格・分裂病」ほか4章』星和書店、二〇〇三年
彌永信美「魂と自己――ギリシア思想およびグノーシス主義において」(坂口ふみ・小林康夫・西谷修・中沢新一編)『宗教への問い3「私」の考古学』岩波書店、二〇〇〇年
Wilson, S. C., & Barber, T. X.: The fantasy-prone personality: implications for understanding imagery, hypnosis, and parapsychological phenomena: (ed.) Sheikh, A. A. Imagery: Current Theory, Research, and Application, John Wiley, New York, p. 340-387, 1983

ちくま新書
677

解離性障害《かいりせいしょうがい》
——「うしろに誰《だれ》かいる」の精神病理《せいしんびょうり》

二〇〇七年九月一〇日　第一刷発行
二〇一九年一〇月二五日　第六刷発行

著者　柴山雅俊（しばやま・まさとし）

発行者　喜入冬子
発行所　株式会社　筑摩書房
東京都台東区蔵前二-五-三　郵便番号一一一-八七五五
電話番号〇三-五六八七-二六〇一（代表）
装幀者　間村俊一
印刷・製本　株式会社　精興社

ISBN978-4-480-06383-0　C0211

ちくま新書

175 日本の医療を問いなおす
――医師からの提言
鈴木厚
日本の医療制度は大きな変革の渦中にある。だが、患者と医者が望む方向に改革は進んでいるのか。医療費やクスリの問題など、医者の立場から医療行政を徹底批判！

297 介護保険を問いなおす
伊藤周平
日本の社会保険制度に対して、聞こえるのは不満の声ばかり。加速する高齢化社会と国民負担の調和点はどこにあるのか。システムを解説し、制度改革の道を探る。

319 整体　楽になる技術
片山洋次郎
心理学でいう不安は整体から見れば胸の緊張だ。腰椎を緩めれば解消する。不眠などを例に身体と心のコミュニケーションを描き、からだが気持ちよくなる技術を紹介。

346 心療内科の時代
江花昭一
出社拒否症、自律神経失調症など、心からくる病気がふえている。おかしいなと思ったらまずは扉を押してみよう。最近の心療内科の実際と正しいかかりかたを紹介。

348 立ち直るための心理療法
矢幡洋
トラウマ理論をぶっとばせ！　心の病から立ち直るには原因を探っても意味がない。うつ病、神経症、心身症などの特徴とそれに対応する様々な心理療法を紹介する。

353 うつを生きる
芝伸太郎
律儀・几帳面・仕事熱心。平凡な良き日本人特有のこうした美風がうつ病に行き着くとしたら……。そんな私たちの生きざまを肯定しつつ、病から救い出す術を探る！

361 統合失調症
――精神分裂病を解く
森山公夫
精神分裂病の見方が大きく変わり名称も変わった。発病に至る経緯を解明し、心・身体・社会という統合的視点から、「治らない病」という既存の概念を解体する。

ちくま新書

408 日本の医療に未来はあるか
――間違いだらけの医療制度改革
鈴木厚
なぜ日本の医療はよくならないのか？ それは医療への批判が的はずれだからである。現場の医師の目で医療制度の病巣をえぐり出し、今後の方向性を見極める問題作。

412 中高年自殺
――その実態と予防のために
高橋祥友
ここ数年、日本の自殺者数は三万人を超える高水準にある。なかでも中高年男性の増加が目立つ。自殺予防はどこまで可能なのか。専門医による緊急書き下ろし。

435 ユング派カウンセリング入門
大住誠
「こころの病」とは、成長する自己が殻を破るときの苦しみのことなのだ。その治癒のメカニズムと技法を、日常の人間関係にも応用できるように紹介したドキュメント。

444 男が学ぶ「女脳」の医学
米山公啓
男には理解できない女の行動と言動の数々。その違いを生み出す原因とは何なのか。医学的および脳科学的な見地から、彼女たちの心と身体についての謎を究明する。

554 日本の医療が危ない
川渕孝一
日本の医療のどこがそんなにいけないのか？ 何が足りないのか？ 医療制度改革を目前に控え、技術・サービス・経営・国際競争力等斬新な角度から医療の質を問う。

572 医学は科学ではない
米山公啓
臨床現場では全てを〈科学〉で解決できるわけではない。科学的データか患者の声か、その間でジレンマに陥る医療はどこに進むべきなのか？ 臨床医学の虚構を暴く一冊。

609 自閉症
――これまでの見解に異議あり！
村瀬学
いつもと違う「順序」や「配列」を強要される時、人は誰でも少しパニックになる。自閉症にも、このメカニズムが働いている。彼らと我々は同じ地平にいることを解説する。